Mosaik
bei GOLDMANN

Buch

Immer mehr Menschen streichen Fleisch von ihrem Speiseplan, und dafür gibt es gute Gründe: die grausame Massentierhaltung, das gestörte ökologische und ökonomische Gleichgewicht der Welt sowie die eigene Gesundheit, denn eine vegetarische Ernährungsweise hilft, viele Krankheiten – von Rheuma über Herzerkrankungen bis hin zum Darmkrebs – zu heilen. Axel Meyer schafft ein tieferes Verständnis für die weitreichenden Folgen unserer »eingefleischten« Essgewohnheiten für Mensch, Tier und Natur. Mit seinen praktischen Tipps für eine naturgemäße Ernährung und seinen tollen vegetarischen Rezeptideen beweist der Autor, dass eine Speisekarte ohne Fleisch nicht nur gesund, sondern auch abwechslungsreich sein kann.

Autor

Axel Meyer hat Anthropologie und Ethnologie studiert und ist einer der Mitbegründer der Naturkost-Idee. Er hat in den achtziger Jahren ein Begegnungszentrum für ganzheitliche Lebensweise aufgebaut und leitet heute ein Unternehmen im Bereich Aromatherapie und Wellness. Mit seinen zahlreichen Sachbüchern spricht er vor allem jene Menschen an, die nach neuen Lebenswegen suchen und einer existenziellen Neuorientierung offen gegenüber stehen.

Von Axel Meyer bei Mosaik bei Goldmann außerdem:

Das Lexikon der gesunden Ernährung (16396)

AXEL MEYER

Fleisch ade!

**Was Sie schon immer über
Risiken und Nebenwirkungen
eingefleischter Essgewohnheiten
wissen wollten**

Mosaik
bei GOLDMANN

Dieses Taschenbuch ist bereits unter dem Titel
»Warum kein Fleisch?« Nr. 13570 erschienen

Umwelthinweis:
Alle bedruckten Materialien dieses Taschenbuches
sind chlorfrei und umweltschonend.

Vollig neu bearbeitete Taschenbuchausgabe Mai 2001
Wilhelm Goldmann Verlag, München,
ein Unternehmen der Verlagsgruppe Random House GmbH
© 1990 Wilhelm Goldmann Verlag, München
in der Verlagsgruppe Bertelsmann GmbH
Umschlaggestaltung: Design Team München
Satz: Buch-Werkstatt GmbH, Bad Aibling
Druck: Elsnerdruck, Berlin
Verlagsnummer: 16376
kö · Herstellung: Max Widmaier
Made in Germany
ISBN 3-442-16376-5
www. goldmann-verlag.de

1 3 5 7 9 10 8 6 4 2

Inhalt

Gewidmet
allen Menschen,
insbesondere allen
Tierschützern,
Umweltschützern,
»Grünen«,
Anthroposophen,
Feministinnen,
der Ministerin für Gesundheit
sowie allen Verantwortlichen
in Politik und Kirche

Dank an alle, die mich bei diesem Buch unterstützt haben,

besonderen Dank an Susanna Färber für die Hilfe bei den aufwändigen Recherchen

sowie Thomas Schönberger
vom Vegetarier Bund Deutschland.

Freund, bitte sage mir,
warum wird das Rind nur so getreten,
hast du den Mann darum gebeten,
dir aus ihm dein Steak zu schneiden?

Du Tierschützer, bitte sag mir jetzt,
warum wird das Schwein nur so gehetzt,
willst du Wurst aus Eingeweiden?

Du Vogelschützer, sag es mir klar,
wohin kommt die ganze Hühnerschar,
wird eins am Band für dich geteilt?

Du Feministin, sag mir ehrlich,
gilt Gleichberechtigung nur für dich,
wer fordert sie für Huhn und Schwein?

Und für all die anderen Wesen,
die da liegen auf dem Tresen
bis zur Unkenntlichkeit zerhackt?

Deren Leiden längst vergessen sind,
sobald dein Leichenschmaus beginnt
vom schön verzierten Teller.

Würdest du nicht danach gieren,
wär dein Bauch kein Friedhof von Tieren.

AXEL MEYER

Vorwort

Als dieses Buch im Herbst 1990 erstmals veröffentlicht wurde, war BSE für die meisten Menschen nur ein unbekanntes Kürzel, dem keinerlei Bedeutung beigemessen wurde. Einige wenige Wissenschaftler, wie der Mikrobiologe Richard Lacey von der Universität Leeds erkannten jedoch schon damals die drohende Gefahr und forderten drakonische Maßnahmen zur Eindämmung des Rinderwahnsinns, die weit über die von der britischen Regierung veranlassten hinausgehen sollten. Wegen seiner Forderung, Millionen Rinder notzuschlachten und zu verbrennen, wurde er als »Horror-Clown« der Nation abgestempelt, obwohl zu diesem Zeitpunkt in Großbritannien bereits über 13 000 Rinder an den Folgen dieser mysteriösen Krankheit gestorben waren.

Die mysteriöse Krankheit, die von Medizinern als »Bovine Spongioforme Enzephalopathie« (BSE) bezeichnet wird, war also schon vor 1990 bekannt. Wenngleich die wissenschaftliche Forschung damals nicht den Kenntnisstand von heute hatte, so wusste man damals, dass die »mad cow disease« (Rinderwahnsinn) allein in den Jahren 1985 bis 1990 epidemieähnliche Ausmaße angenommen hatte und die Übertragung auf den Menschen nicht mehr auszuschließen war. Der anfangs verunsicherte Verbraucher hat sich nach dem ersten Tiefpunkt – ausgelöst durch das 1994 von der EU verhängte Exportverbot von britischem Rindfleisch – erstaunlich schnell an die Meldungen über BSE gewöhnt und im Vertrauen auf die neue Kennzeichnungspflicht wieder kräftig zugebissen.

Die jüngsten Fleischskandale hingegen, angefangen von
den ersten BSE-Fällen in Deutschland über die Verfütterung
von unerlaubten Antibiotika an Schweine bis hin zur grenz-
übergreifenden Maul- und Klauenseuche, dürften nun auch
die gleichgültigsten Fleischesser – zumindest vorübergehend –
nachdenklich gestimmt haben. Das, was Ernährungswissen-
schaftlern in ihrem jahrzehntelangen Engagement nicht gelungen ist und veröffentlichte Studien nicht zu bewirken vermochten, haben BSE und Co. in wenigen Wochen geschafft:
ein grundlegendes Überdenken der Ernährungsweise mit der
Perspektive auf eine Neuorientierung unserer eingefleischten
Essgewohnheiten.

Die grausamen Bilder von Tiertransporten entrüsteten
zwar schon vor Jahren breite Bevölkerungskreise, lösten Abscheu und Entrüstung aus. Dies hat jedoch kaum eine spür-
bare Resonanz im Konsumverhalten nach sich gezogen. Anders in diesen Tagen, in denen zumindest der Verzehr von
Rindfleisch gewissermaßen über Nacht zum russischen Rou-
lett geworden ist und niemand mit Sicherheit sagen kann, ob
die Berichterstattung nun übertrieben ist oder etwa wichtige
Details wie die neuer Übertragungswege vorenthalten werden. Vor dem Hintergrund, dass der Katastrophenfall möglicherweise schon eingetreten ist und das derzeit bekannte Ausmaß nur die Spitze des Eisbergs sein könnte, machen sich
Unsicherheit und Angst breit – insbesondere seit BSE als po-
tenzieller Auslöser der Creutzfeldt-Jakob-Krankheit (CJK)
kaum noch geleugnet werden kann. Viele Mütter fragen, ob
die von ihren Müttern und Großmüttern über Generationen
vererbte Ernährungsweise ihre Kinder wirklich noch »groß
und stark« macht – oder vielleicht doch nicht mehr zeitgemäß ist, da sie mittlerweile unkalkulierbare Risiken in sich
birgt. Auch so manchem Liebhaber kulinarischer Schweine-

reien dürfte angesichts der detaillierten TV-Berichte über die Herstellung von Wurst- und Fleischwaren gründlich der Appetit vergangen sein.

Doch was soll mit all den Rindern geschehen, die zwar noch nicht auf BSE getestet wurden, die aber hierzulande und in unseren Nachbarländern kaum noch jemand essen mag? Die Diskussion über die Schlachtung ganzer Rinderherden wird erstmals in allen gesellschaftlichen Bereichen ausgetragen und von TV und Printmedien werbewirksam in das öffentliche Bewusstsein gerückt. Auch der deutsche Tierschutzbund meldet sich mit der These zu Wort, dass die sinnlose Hinrichtung der Rinder gegen das Grundgesetz verstoße. Sicherlich ein nachvollziehbares Argument. Bemerkenswert dabei ist nur, dass sich – mit Ausnahme einiger weniger Einzelkämpfer wie dem Vegetarier Bund Deutschland – vor dem Ausbruch der Seuche in Deutschland niemand darum gekümmert hat, unter welchen Bedingungen die armen Rindviecher in ihrem kurzen Leben gehalten werden. Ebenso wenig öffentliches Interesse wurde der Tatsache beigemessen, dass die mit Abfällen kranker Tiere gefütterten Rinder und deren unfreiwillige Züchtung zu Tiermehl-Kannibalen bereits seit den 80er-Jahren eine tägliche Selbstverständlichkeit in der Massentierhaltung war.

Lautstarke Parolen, welche die Schlachtung ganzer Rinderherden, deren gesundheitliche Bedenklichkeit nicht einmal erwiesen ist, polemisch als Hinrichtung bezeichnen, enttarnen sich hier als reine Lippenbekenntnisse. Denn auf all die Rinder, die möglicherweise nicht sofort geschlachtet werden, wartet nicht etwa die grüne, saftige Wiese, sondern engste Stallboxen mit Gitterrosten und Kunstlicht statt Sonne.

Ob es durch die Rinderseuche BSE und ihre Verbindung zur Creutzfeldt-Jakob-Krankheit beim Menschen zu der von einigen Wissenschaftlern befürchteten Katastrophe kommen wird, bleibt abzuwarten. Dank BSE müsste jedoch schon heute jedem kritischen Beobachter klar werden, dass die moderne Massentierhaltung am Ende der Sackgasse angelangt ist und mit ihr unsere eingefleischten Essgewohnheiten.

Einblick
(zur Erstauflage 1990)

In den verbleibenden Jahren des zwanzigsten Jahrhunderts geht es um die Wurst, und zwar für uns alle!

Keiner kann mehr sagen, er wüsste nicht, um was es geht, und niemand weiß, wie viel Zeit uns noch bleibt. Die Natur hat bereits zahlreiche Warnschüsse abgegeben, doch die Erdbeben scheinen noch zu schwach, die Flutwellen zu flach und die Klimaverschiebungen noch nicht deutlich genug zu sein, als dass sich jemand ernsthaft sorgen würde. Vermutlich muss es erst im Juli schneien, damit die Menschen merken, dass irgendetwas nicht mehr stimmt.

Statt uns an den Früchten der Natur zu laben und ein Leben in Frieden und Einklang zu realisieren, haben wir die Erde mit unserer destruktiven Spielzeugtechnik in ein Disneyland verwandelt. Zwar haben wir nun den ersehnten Wohlstand, doch die Natur ist dadurch irreparabel aus dem Gleichgewicht geraten. Angesichts abnehmender Bodenfruchtbarkeit und zunehmender Verwüstung müssen auch die letzten Urwälder neuen Anbauflächen weichen, um die exponenziell steigende Weltbevölkerung ernähren zu können.

Die Situation scheint zunächst ausweglos. Doch bei genauer Betrachtung stellt sich heraus, dass die Urwälder gar nicht gerodet werden müssten und dennoch alle Menschen genug zu essen hätten. Die massive Zerstörung der Natur zum Zwecke der Nahrungsmittelversorgung ist überhaupt nicht notwendig. Was ist also faul?

Es sind die Wurst auf unserem Brot und das zarte Steak auf unserem Teller, welche die enormen Anbau- und Weideflächen erforderlich machen. Die Tiere, die uns Wohlstandsbürgern als Speise dienen, benötigen unvorstellbare Mengen an Getreide als Futtermittel, die ein Vielfaches von dem ausmachen, was die Menschen in den Entwicklungsländern zur Deckung ihres Existenzminimums an Nahrung verbrauchen.

Hält der unverminderte Fleischverzehr an, geht es in den kommenden Jahren wirklich um die Wurst. Denn nach den politischen Veränderungen in der ehemaligen UdSSR und in ganz Osteuropa streben immer mehr Menschen den amerikanischen und westeuropäischen »Lebensstandard« an. Unsere Erde ist aber nicht unermesslich, sondern rund und endlich. Auch die Anbau- und Weideflächen, die obendrein durch Raubbau und exzessive Landwirtschaft zunehmend unfruchtbarer werden, sind begrenzt. Die Erträge lassen sich auch mit intensivem Kunstdüngereinsatz nicht mehr steigern. Und da in unseren Breitengraden kaum jemand bereit ist, freiwillig auf Fleisch zu verzichten, ist abzusehen, wohin sich die Entwicklung bewegt. Es scheint wirklich nur noch eine Frage der Zeit zu sein.

In letzter Zeit begegnen mir nun immer häufiger Menschen, die mir mit Nachdruck versichern, dass sie »kaum«, »selten« oder »fast gar kein« Fleisch mehr essen – und das, ohne dass ich sie danach gefragt oder eine solche Äußerung von ihnen erwartet hätte. Meine erste Vermutung war, dass die globalen Auswirkungen des Fleischverzehrs allmählich ins Bewusstsein der Menschen gerückt sind und Tiere zunehmend als gleichberechtigte Lebewesen empfunden werden.

Doch dies war ein Irrtum. Es stellt sich meist recht schnell heraus, dass die Einschränkung des Fleischverzehrs oder der völlige Verzicht rein gesundheitliche Beweggründe hat. Das Spektrum der ernährungsbedingten Erkrankungen, die mit übermäßigem Fleischkonsum in Verbindung gebracht werden, reicht von einem erhöhten Cholesterinspiegel über Rheuma, Arthritis, Arteriosklerose, Herzerkrankungen bis hin zu Darmkrebs, was Patienten motiviert, sich der konzentrierten tierischen Fette und Eiweiße zu enthalten. Die unzähligen Tiere, die für die Fleisch- und Wurstproduktion Tag für Tag die grausamsten Qualen erleiden müssen, wissen natürlich nicht, warum sie nun nicht mehr sterben müssen. Dasselbe gilt für die Menschen in den Entwicklungsländern und für all die Tiere, die dem skrupellosen Raubbau an fruchtbarem Lebensraum zum Opfer fallen.

Müssen wir von dem Fleisch getöteter Tiere erst krank werden, um uns naturgemäß und gesund zu ernähren? Muss es uns wirklich erst selbst an den Kragen gehen, um Tiere – und Menschen – vor dem Tod zu bewahren? Diese Fragen sollten Sie sich einmal selbst stellen, und Sie werden feststellen, dass es keine überzeugenden Rechtfertigungen für einen Fleischverzehr gibt – es sei denn, Sie sind ein Eskimo.

Es geht mir nicht darum, Ihnen ein schlechtes Gewissen zu machen oder Ihnen den Appetit zu verderben. Sondern um ein tieferes Verständnis der Zusammenhänge unserer »eingefleischten« Essgewohnheiten und ihrer Auswirkungen.

Wenn Sie dieses Buch gelesen haben, wird Ihnen vielleicht die Lust auf ein »schönes Stück Fleisch« vergangen sein. Kein Fleisch mehr zu essen bedeutet jedoch nicht, zu verhungern oder das restliche Leben in Askese zu fristen; eine naturgemäße vegetarische Ernährung ist nicht nur gesund, sondern auch so schmackhaft und abwechslungsreich, dass Sie fleischlos glücklich sein werden.

TEIL I

Der Super-GAU in der Landwirtschaft

Was Sie schon immer über BSE wissen wollten

Als in der Nacht des 24. November 2000 der Wissenschaftler Finn Zedler die Ergebnisse seiner Untersuchung prüfte, ahnte er, dass diese in die deutsche Geschichte eingehen werden. Um 0.15 Uhr war sich der Biologe sicher: Der BSE-Test an einem deutschen Rind war positiv!

Diese Meldung fegte wie ein Flächenbrand über das Land und weckte sogar deutsche Politiker aus ihrem Dornröschenschlaf. Nun gab es nichts mehr zu beschönigen oder zu leugnen. Denn das, wovor englische Wissenschaftler schon Anfang der 90er-Jahre gewarnt haben, ist plötzlich auch hierzulande Realität: eine Ausbreitung der Rinderseuche BSE über die englischen Grenzen hinaus auf ein scheinbar sicheres Territorium – und mit ihr das unkalkulierbare Risiko steigender Creutzfeldt-Jakob-Erkrankungen beim Menschen.

Angefangen hat alles bereits zu Beginn der 80er-Jahre, als eine der BSE vergleichbare Seuche, Scrapie, bei Schafen vermehrt auftrat. Statt daraus sofort politische und wirtschaftliche Konsequenzen zu ziehen, wurde die Schafkrankheit bagatellisiert und die an Scrapie erkrankten Schafe unbemerkt zu Wachstum beschleunigendem, proteinhaltigem Tiermehl verarbeitet. Vor über zwanzig Jahren wurden also die ersten britischen Rinder mit den aufbereiteten Fleischabfällen von Schafen (gemahlene Knochen, Köpfe, Innereien) gefüttert! Wie wir alle wissen, sind Rinder Wiederkäuer, deren Organe seit Jahrtausenden an die Verdauung von frischem Gras und Heu gewohnt sind – und nicht an Kadaver kranker Schafe. Rinder mit Schafmehl zu füttern ist also absolut widernatürlich. Die Pflanzenfresser sind daneben erstmals mit tierischem Eiweiß konfrontiert worden, das zudem auch noch krankhaft verändert war! An Scrapie erkrankte Schafe zur Verarbeitung von Tiermehl freizugeben war eine Fehlentscheidung von ungeheuerlichem Ausmaß, deren ganze Tragweite sich vermutlich erst in den nächsten Jahren zeigen wird.

Eine vom britischen Agrarministerium 1995 in Auftrag gegebene Studie, in der 30 Scrapie-Stämme mit dem einzigen BSE-Stamm verglichen wurden, kommt zwar zu dem Ergebnis, dass keine Ähnlichkeit zwischen den Scrapie- und BSE-Erregern besteht. (Diese Studie wird auch in der neuesten Infobroschüre »Fragen der Zeit – BSE«, herausgegeben von der »Zeit«, erwähnt.) Berücksicht man jedoch, dass sowohl die britische als auch andere europäische Regierungen seit Anfang der 90er-Jahre über das Ausmaß und die Risiken des Rinderwahnsinns informiert waren, ohne entsprechende Maßnahmen zu ergreifen, sind die Forschungsergebnisse mit Vorsicht zu betrachten. Noch vor kurzer Zeit sollte das Thema BSE mit äußerster Diskretion behandelt werden.

Als die Briten im April 1990 den Ausbruch der Seuche der Europäischen Kommission meldeten, erkrankten bereits jede Woche 380 Rinder an BSE. Wie der »Spiegel« in seiner Ausgabe 44/1996 berichtet, teilte daraufhin das Bonner Gesundheitsministerium den einzelnen Bundesländern mit, dass der Ständige Veterinärausschuss (Tierseuchen) der EU ein Exportverbot für Hirn, Rückenmark, Thymus, Mandeln, Milz und Därme von britischen Rindern beschlossen habe. Bei der weiterhin erlaubten Einfuhr von Muskelfleisch, das möglicherweise mit BSE-Erregern verschmutzt sein könnte, müsse

»hingenommen werden, dass der BSE-Erreger ins Inland gelangt«, schrieb das Bonner Ministerium.

Auf einer Sitzung des Veterinärausschusses im Herbst 1990 wird die verantwortungslose Haltung der EU-Politik von einem Beamten in Form einer Notiz festgehalten, welche die Aussagen des stellvertretenden Direktors der Generaldirektion (Agra) Fernando Mansito auf den Punkt bringt: »Man muss dazu eine kaltblütige Haltung einnehmen, um keine ungünstigen Marktreaktionen zu provozieren ... BSE darf nicht mehr auf der Tagesordnung stehen.« Zahlreichen anderen Berichten ist unmissverständlich zu entnehmen, dass das Thema BSE in der Öffentlichkeit gemieden werden sollte, da jede Diskussion zwangsläufig schwerwiegende »Störungen« des Fleischmarkts zur Folge hätten.

Doch was verbirgt sich tatsächlich hinter der politischen Geheimniskrämerei um Schafkrankheit, Rinderwahnsinn, Creutzfeldt-Jakob-Krankheit? Und weshalb sind diese Themen urplötzlich so brisant geworden? Um die aktuell bekannten, wissenschaftlich untermauerten Zusammenhänge verstehen zu können, bedarf es einiger Basisinformationen. BSE ist das Kürzel für den von Medizinern als Bovine Spongioform Encephalopathia bezeichneten Rinderwahnsinn, auch »mad cow disease« genannt. Spongioform bedeutet »schwammartig«, Encephalopathia ist der Sammelbegriff für nichtentzündliche Schädigungen des Gehirns. Schon aus der Namensgebung wird deutlich, dass es sich bei BSE nicht – wie anfangs angenommen – um einen mysteriösen Supervirus handelt, sondern um eine krankhafte Veränderung kleinster Eiweißpartikel, der so genannten Prionen, die im Gehirn von allen Säugetieren vorkommen. Folgt man der Prion-Theorie, die von dem Amerikaner Stanley Prusiner 1982 formuliert wurde, können die tausendstel Millimeter kleinen Prionen ihre dreidimensionale Form krankhaft verändern und somit bewirken, dass sich auch die benachbarten gesunden Eiweißmoleküle krankhaft verformen. Jedes dieser nur minimal modifizierten Prion-Proteine kann aufgrund seiner Verformung nicht mehr abgebaut werden und lagert sich an den Nervenzellen wie Sondermüll ab. Dadurch entstehen immer mehr Prionen-Klumpen oder Prionen-Schlacken, die sich schnell im Gehirn ausbreiten und zum Untergang des ganzen Organismus führen.

Dieses Phänomen, das erstmals an sezierten Gehirnen von Schafen beobachtet wurde, die an Scrapie erkrankten, zeigte sich auch bei an BSE erkrankten Rindern – und in den Gehirnen der an der Creutzfeldt-Jakob-Krankheit gestorbener Menschen. Also: Wenngleich die oben zitierte Studie einen Zusammenhang zwischen Scrapie-Stämmen und dem BSE-Stamm ausschließt, so gibt es dennoch interessante Fakten in der Chronologie der BSE-Verbreitung, die das Gegenteil vermuten lassen. Der Erreger der Schafkrankheit Scrapie, die seit Jahrhunderten bekannt ist, trat bislang ausschließlich bei Schafen auf – bis 1981 die britischen Tierkörperbeseitigungsanstalten ihre Produktionsverfahren »optimierten« und den Talg, der bisher mit Aceton oder Chloroform aus den Schafleichen gewaschen wurde, durch Erhitzung der Fette extrahierten. Diese scheinbar kleine Veränderung zog Konsequenzen nach sich, vor denen Experten bereits damals eindringlich warnten. Denn die Scrapie-Erreger wurden zwar durch das Aceton zerstört, nicht aber durch die neue Extraktionsmethode, die mit Temperaturen unter 138 Grad Celsius arbeitete. So gelangten jahrelang die Erreger von Scrapie durch die Mahlschnecken der Tierkörperbeseitigungsanstalten unbemerkt in das Futtermehl für Rinder und durchbrachen erstmals im großen Stil die Artenbarriere. Wohlgemerkt: All dies passierte zwischen 1980 und 1981. Die ersten BSE-Fälle traten 1982 auf, 1986 wurde BSE bereits als neuartige Tierseuche registriert.

Wenngleich die Ursache der Bovine Spongioform Encephalopathia nicht endgültig geklärt ist, so ist unzweifelhaft, dass mehrere Faktoren diese begünstigt haben. Einer dieser Faktoren ist sicherlich die Verfütterung von Tiermehl, das aus kranken Schafen gewonnen wurde. Aber ob die armen Rinder letztendlich erkrankt sind, weil sie kranke Schafkadaver fressen mussten, oder dadurch, dass sie durch artfremdes Eiweiß vom Vegetarier zum Fleischfresser gezwungen wurden, erscheint in diesem Zusammenhang eher belanglos. Weitere Gründe sind sicherlich die katastrophalen Bedingungen der modernen Massentierhaltung, der minimale Platz für jedes Tier, die kalten Gitterroste statt Stroh, Kunstlicht statt Tageslicht und eine Palette an Pharmazeutika, ohne die die gestressten Rinder ihr kurzes Leben bis zur Schlachtreife nicht überstehen würden.

Der Auslöser für die rasche Ausbreitung der Seuche ist jedoch die Skrupellosigkeit und Profitgier einiger Menschen, welche die an BSE erkrankten und gestorbenen Rinder zu Tiermehl verarbeiteten und dieses an die eigenen Artgenossen weiter verfütterten. Denn dieser den Rindern aufgezwungene Kannibalismus blieb keineswegs auf das Inselreich beschränkt. Infiziertes Tiermehl wurde tonnenweise in zahlreiche andere Länder geliefert und so auf dem ganzen Globus verteilt. In Großbritannien selbst darf per Gesetz seit 1988 kein Tiermehl mehr an Wiederkäuer verfüttert werden. Seit 1989 dürfen in dem Inselreich bestimmte Innereien nicht mehr für die Herstellung von Medikamenten eingesetzt, und seit 1990 auch kein Rinderhirn als Tierfutter verarbeitet werden. Staatliche Kontrollen über die Einhaltung der neuen Ge-

setze wurden nicht bekannt. Bereits 1994 musste die britische
Regierung einräumen, dass auch nach diesem Verbot Schafinnereien in die Nahrungskette gelangten. Abgesehen von deren mangelnder Umsetzung erklärten Molekularbiologen die
gesetzlichen Maßnahmen ohnehin für völlig unzureichend,
da nach wie vor Blut und Innereien dem Tierfutter zugesetzt
werden dürfen.

Wie sicher das auch heute noch weltweit exportierte britische Tiermehl wirklich ist, werden wir voraussichtlich erst in
einigen Jahren erfahren, wenn sich die Prognose zahlreicher
Wissenschaftler, dass ein direkter Zusammenhang zwischen
dem BSE-Erreger bei Rindern und der neuen Variante der
Creutzfeldt-Jakob-Krankheit beim Menschen besteht, in den
Statistiken niederschlägt. Sicher ist jedoch schon jetzt, dass
eine »saubere« Trennung der einzelnen Innereien in den
Schlachthöfen völlig unrealistisch und – zumindest mit den
derzeitigen Techniken der Kadaververwertung – nicht durchzuführen ist. Die verzweifelte Sortiererei der einzelnen
Schlachtkörper, die in England seit Mitte der 90er-Jahre
praktiziert wird, bringt nämlich auch nicht die gewünschte
Sicherheit. Zwar wird nur noch etwa die Hälfte eines geschlachteten Tieres zu Fleisch verarbeitet. Die andere Hälfte,
wie Köpfe, Knochen, Pansen und Gedärme, wird für Kosmetika, Schuhcreme und Futter verwertet. Und es gibt immer
mehr Gewebearten, die wegen ihres infektiösen Potenzials
auf dem Index stehen. Hierzu zählen insbesondere die Augen,
der Darm, die Milz und der Thymus. Wie »Der Spiegel« bereits in seiner Ausgabe 23/1994 meldete, »liegt selbst auf der
Milch der Schatten des Verdachts. Zumindest das menschliche Hirnschwamm-Pendant, der Erreger der Creutzfeldt-
Jakob-Krankheit, läßt sich durch Muttermilch übertragen:
Einer jungen erkrankten Mutter wurde Kolostrum (die erste

nach der Schwangerschaft einschießende Muttermilch) abgesaugt und in Mäuse gespritzt. Jedes fünfte Versuchstier verendete.« Im September 2000 meldete der »Sunday Telegraph« sogar die Erkrankung eines elf Monate alten Babys, dessen Mutter nach der Geburt an der Creutzfeld-Jakob-Variante gestorben war!

Bedenkt man, dass Schlachthofarbeiter nicht über die Fingerfertigkeiten ausgebildeter Chirurgen verfügen und in der Regel nur wenige Minuten Zeit haben, das mit der Kettensäge zerteilte Tier zu zerlegen, wird das Restrisiko deutlich: Aussortierte Innereien und infektiöses Gewebe liegen neben frisch geschnittenen Steaks für den menschlichen »Genuss«. Allein 1993, als die Rinderseuche in Großbritannien ihren ersten Höhepunkt erreichte, wurden über 100 000 Tonnen britisches Rindfleisch und Innereien weltweit exportiert! Im gleichen Zeitraum wurden zusätzlich über 30 000 Tonnen britisches Fleisch- und Knochenmehl von Island bis Indonesien verteilt. Dass diese Zahlen Anlass zur Besorgnis geben, wird dann umso verständlicher, wenn BSE als möglicher Auslöser der neuen Variante der Creutzfeldt-Jakob-Krankheit gesehen wird.

Bereits 1996 wurden erste dubiose Todesfälle gemeldet – und zwar nicht nur in England, sondern auch in Deutschland. Bei den Verstorbenen handelte es sich jedoch nicht um ältere Menschen, bei denen die Creutzfeldt-Jakob-Erkrankung schon seit Jahrzehnten als seltenes Krankheitssymptom beobachtet wurde, sondern um zunehmend jüngere Menschen. Zum Erstaunen der Mediziner waren die betroffenen Patienten Bauern, Schlachter und Fleischverkäuferinnen. Bei einem der ersten registrierten Fälle in Deutschland handelte es sich um eine 36-jährige Küchengehilfin aus Bayern, die nach neunmonatigem Leiden dem Koma erlag. Nach ihrem Tode bestätigte die Mutter, dass die Haupttätigkeit ihrer Tochter darin bestand, aus den Kalbsköpfen die Hirne herauszunehmen. Die Frage, ob Fälle wie dieser rein zufälliger Natur sind beziehungsweise unter die Rubrik der schon länger beobachteten Erscheinungen der Creutzfeld-Jakob-Krankheit fallen, beantworten Experten mit äußerster Skepsis. In den Gehirnen der Opfer fanden sich kugelförmige Plaques, die sich durch die vermutlich krankheitsauslösenden Prionen-Klumpen gebildet hatten. Der Göttinger Neuropathologe Armin Giese: »Solche merkwürdigen Nester sind untypisch für die klassische Creutzfeldt-Jakob-Krankheit« (aus »Der Spiegel«, 14/1996). Zwar ist in Deutschland bis Anfang 2001 noch kein Fall dieser neuen Creutzfeldt-Jakob-Variante bekannt geworden. Interessant ist in diesem Zusammenhang allerdings, dass zunehmend von Fällen berichtet wird, die bislang als sehr selten galten. Der Kommentar lautet meist: Es handelte sich nicht um die neue Variante der Creutzfeldt-Jakob-Krankheit, die im Zusammenhang mit BSE auftritt. Merkwürdigerweise gibt es keinerlei Statistiken über die Entwicklung der »normalen« Creutzfeld-Jakob-Krankheit. Ist dies vielleicht die Folge einer zensierten Forschung, wie in England über Jahre praktiziert? Einer Studie zufolge haben britische Politiker und Beamte von Mitte der Achtzigerjahre bis 1996 massiven Druck auf BSE-Forscher ausgeübt.

Nach neuesten Statistiken sind in Großbritannien von 1995 an, als die ersten drei Toten registriert wurden, bis Ende 2000 75 Menschen an dieser neuen Variante der Creutzfeld-Jakob-Krankheit gestorben. Dabei erhöht sich die Zahl der Erkrankungen in England jedes Jahr um 23 Prozent! Im Bestcase-Szenario rechnen Experten mit einigen hundert Todesopfern als Folge des Rinderwahns, der worst case schließt auch über 200 000 Tote – allein in Großbritannien – nicht aus.

Wenngleich die europäischen Regierungen ihre Maßnahmen zur Eindämmung der Rinderseuche verstärken, gilt der Konsum von Rindfleisch nach wie vor als Risikofaktor. Allerdings ist auch der Verzehr von Schaffleisch, Geflügel oder Fischen nicht ganz ungefährlich, da diese Tiere ebenfalls mit Kadaverabfällen gefüttert werden. Das Bundesinstitut für gesundheitlichen Verbraucherschutz und Veterinärmedizin (BgVV) empfiehlt: »Wer kein Restrisiko eingehen will, muss in der heutigen Situation Fleisch meiden.« Wenn solche Botschaft schon von offizieller Stelle wie dem BgVV verkündet wird, sollte jedem logisch denkenden Zeitgenossen klar werden, wie ernst die Situation wirklich ist.

Das landläufige Argument: »Wenn ich möglicherweise ohnehin schon infiziert bin, kann ich auch weiterhin Fleisch essen«, ist ebenso kurzsichtig wie einfallslos – denn dann bräuchten Raucher auch nicht mehr aufhören zu rauchen. Die Erkrankungs- oder Infektionswahrscheinlichkeit ist immer abhängig von der Häufigkeit, mit welcher der betreffende Krankheitserreger aufgenommen wird. Zudem kann derzeit niemand mit Gewissheit sagen, was die Wissenschaftler noch entdecken werden. Vielleicht stellt sich irgendwann – wie bei den Vitaminen – heraus, dass Pflanzen bislang unbekannte Vitalstoffe enthalten, die schon in geringen Mengen den Körper mit Abwehrstoffen ausstatten und damit die Wahrscheinlichkeit einer Erkrankung verringern.

Natürlich kann niemand ausschließen, durch unglückliche Umstände, wie beispielsweise eine Bluttransfusion, auch mit vegetarischer Lebensweise an Creutzfeldt-Jacob zu erkranken. Ebenso kann Ihnen aber auch auf der Autobahn ein Geisterfahrer entgegenkommen und Ihre Überlebenschancen auf ein Minimum reduzieren. Schicksalsschläge ereignen sich unaufhörlich. Sie sind als Bestandteil des Lebens nicht kalkulierbar, offensichtlich damit es uns nicht langweilig wird. Doch auch das Schicksal lässt sich beeinflussen. Noch hält BSE Europa in Atem, doch der wirkliche Rinderwahnsinn spielt sich ganz woanders ab.

Fleisch frisst Menschen

Der ökologische Aspekt

Können Sie sich bildhaft vorstellen, dass unsere Erde vor vielen tausend Jahren bis an die Küsten der blauen, sauberen Meere dicht bewaldet war, die Menschen – ohne Auto – mobil in klarer, reiner Luft durch die Wälder streiften und sich von Beeren, Früchten und Wildgemüse ernährten? Das mag zwar angesichts der derzeitigen globalen Lage romantisch oder gar sentimental klingen, doch Archäologen, Geschichtsforscher und andere Wissenschaftler bestätigen dies und können darüber hinaus relativ präzise und detailliert Auskunft über die frühere Beschaffenheit unseres Planeten geben. Fest steht: Unsere Erde war ein traumhaft schöner Planet.

Wenn wir uns heute umschauen, beobachten wir, dass besonders in den »hoch entwickelten« Industrieländern die Natur kaum noch Anlass zu solchen Fantasien gibt. Und in den »Entwicklungsländern« Lateinamerikas, Afrikas und Asiens verschwindet das, was an jene Zeit erinnert, zu der unser Planet noch im Gleichgewicht war, ebenfalls in atemberaubender Geschwindigkeit. Diese Länder, die vom vermeintlichen Fortschritt etwas länger verschont geblieben sind, fallen immer mehr dem rücksichtslosen Zerstörungswahn westlicher Industriekonzerne ohnmächtig zum Opfer.

Die berechtigte Angst der Menschen vor einem globalen Kollaps nimmt zu, und die Zweifel an unserer auf einen ganz bestimmten wissenschaftlichen Fortschritt fixierten Konsumgesellschaft werden unüberhörbar. Immer mehr kritische Stimmen fragen nach dem Sinn dieses Raubbaus an der Natur und beklagen den verschwenderischen Umgang mit unseren begrenzten, natürlichen Ressourcen. Doch während sich Politiker und Experten über die Ursachen dieser dramatischen Entwicklung streiten, schreitet die Zerstörung mit zunehmender Geschwindigkeit voran. Die Beispiele hierfür sind vielfältig und kaum noch überschaubar. Einige sehr entscheidende Ursachen für den drohenden globalen Infarkt stehen in direktem Zusammenhang mit der Thematik dieses Buches.

Der tropische Regenwald Brasiliens bedeckte einst, vor etwa sechzig Millionen Jahren, den ganzen südamerikanischen Kontinent. Mit größter Anstrengung, modernster Technik und der dazugehörenden Kurzsichtigkeit ist es dem Menschen gelungen, ihn in den letzten fünfzig Jahren auf fast die Hälfte zu reduzieren. Dieser Regenwald wird wegen seiner enormen Sauerstoffproduktion auch die Lunge der Erde genannt. Auf Satellitenfotos wird dieses kranke Organ unseres Planeten wie auf einer Röntgenaufnahme im Ganzen sichtbar. Das Ausmaß der Zerstörung ist bereits jetzt unvorstellbar. Wir wissen, was geschieht, dennoch geht die unverantwortliche Abholzung voran. Bei gleich bleibender Geschwindigkeit werden wir es voraussichtlich im Jahre 2030 geschafft haben, den Millionen Jahre alten Regenwald vollständig zu beseitigen.

Die Antwort auf die Fragen, warum dies alles geschieht und wozu dieser sinnlose Raubbau gut ist, klingt zunächst unglaublich, doch sie spiegelt auf erschreckend absurde Weise die Realität des zwanzigsten Jahrhunderts wider: Der Regenwald fällt für all die schönen Stücke Fleisch, die in Europa und den Vereinigten Staaten jeden Tag in unzähligen Mengen verschlungen werden!

Die edlen Hölzer werden oft noch nicht einmal abtransportiert, um noch einen Nutzen zu finden, sondern aus »praktischen« Gründen durch Brandrodung vernichtet. Letzteres geht wesentlich schneller und verursacht – zumindest für die beteiligten Unternehmen – weniger Kosten. Anschließend wird der verbrannte Boden eingeebnet, um Weideflächen für die Rinder anzulegen, die wir bisher fein gehackt und frisch gefärbt in unserem Hamburger Bissen für Bissen bedenkenlos genießen konnten – bis das Gespenst BSE umging. Jetzt, wo es uns selbst ans Leder geht, werden wir auch empfänglich für die zahlreichen ökologischen Folgen unserer eingefleischten Essgewohnheiten. Für jeden Hamburger, so hat der amerikanische Ökoaktivist Jeremy Rifkin vorgerechnet, müssen etwa sechs Quadratmeter Urwald in Weideland umgewandelt werden! Allein in Südamerika grasen rund 300 Millionen Rinder, weltweit sind es mittlerweile 1,3 Milliarden Rinder (Quelle: FAO, »Der Spiegel« 06/2001).

Der Regenwald muss nicht nur Weideflächen weichen, es werden dort auch in großen Mengen Sojabohnen in riesigen Monokulturen angebaut – doch nicht etwa für den menschlichen Verzehr, sondern damit die Rinder und Schweine in unseren heimischen Mastbetrieben groß und stark werden.

Bei diesem drastischen Eingriff, dessen globale Auswirkungen noch gar nicht vollständig zu überschauen sind, handelt es sich keineswegs um eine langfristig geplante Umstrukturierung von Wald in Weide- oder Ackerland. Es wird vielmehr eine rapide Versteppung ganzer Landstriche vorangetrieben. Zu Ihrem Verständnis: Der Regenwald steht auf Sandboden, und die fruchtbare dünne Humusschicht ist für Ackerbau und Viehzucht nur sehr begrenzt geeignet, da sie meist in weniger als zwei Jahren von den in diesen Regionen üblichen starken Regenfällen vollständig weggespült wird. Zurück bleibt eine baumlose Einöde, in der vereinzelt nur noch Steppengräser wachsen. Tiefe Risse in der vertrockneten Erdkruste kennzeichnen das durch Erosion geprägte Land. Nichts erinnert mehr an den fruchtbaren, lebensspendenden Regenwald, der so vielen Tieren Heimat war – und uns Menschen mit Sauerstoff versorgte. In weniger als zwei (!) Jahren bedeutet das: Totenstimmung statt Lebensvielfalt!

Aber nicht nur ganze Tierarten fallen dieser skrupellosen Zerstörungswut zum Opfer, sondern auch Menschen, die, ihrer natürlichen Lebensgrundlage beraubt, in die Elendsviertel der Großstädte vertrieben werden und dort ein unwürdiges Leben in Armut fristen.

Die verantwortlichen reichen Getreidemultis, die unter Beteiligung von Banken und großen Öl- und Versicherungskonzernen die Abholzung vorantreiben, interessieren jedoch nur die harten Dollars, die sie auf dem Umweg über die Tierzucht mit ihrem Getreide verdienen. Sie können sich bei diesem knallharten Geschäft nicht auch noch Gedanken über die gefällten Bäume machen oder sich gar um die Bauern sorgen, die sie vertrieben haben. Es könnte allerdings sein, dass ihre Kinder oder Enkel sie deswegen einmal verurteilen werden – spätestens dann, wenn der ganze südamerikanische Kontinent der Sahara sichtbar ähnlich wird.

Der weltweit gestiegene Fleischkonsum ist weder eine Rechtfertigung noch eine Entschuldigung für diese brutale Zerstörung der Natur. Und jeder Einzelne sollte sich bewusst sein, dass sein eigener Fleischverzehr die Abholzung der Regenwälder fördert, zur zunehmenden Versteppung fruchtbaren Bodens beiträgt und für die Verarmung ganzer Völker mitverantwortlich ist.

Das betrifft keineswegs nur die Rindfleischproduktion. Die bereits erwähnten Sojabohnen, die wegen ihres hohen

Anteils an pflanzlichem Eiweiß so wertvoll sind, dienen hauptsächlich Futterzwecken. Da ein Kilo Sojabohnen doppelt so viel Eiweiß liefert wie beispielsweise ein Kilo Schweine- oder Rindfleisch, könnten Sojabohnen die weltweite Hungersnot eindämmen und einen entscheidenden Beitrag leisten, die Unterernährung in den von uns gebeutelten »Entwicklungsländern« zu beseitigen.

Doch stattdessen müssen die enteigneten Kleinbauern der Regionen beobachten, wie ungetüme Mähmaschinen, die Sojabohnen vollautomatisch ernten und auf riesige Lastwagen verladen, über ihr ehemaliges Land donnern. Anschließend wird die Ernte bis zu siebentausend Kilometern über das Land geschaukelt, im Hafen auf Schiffe umgeladen und nach Europa transportiert. Bei uns werden die wertvollen »Perlen« dann zu kostbarem Sojaprotein veredelt und anschließend in den Mastbetrieben an Schweine verfüttert – während sich Tausende obdachloser Amerikaner von Hunde- und Katzenfutter ernähren!

Die absurde Realität dieser Natur und Menschen fressenden Nahrungsmittelproduktion dient nur denen, die daran kräftig verdienen. Der krönende Abschluss manifestiert sich in der totalen Überproduktion: in Fleischbergen, Milchseen, Eiertürmen. Die Kühlhäuser sind randvoll mit Rind- und Schweinefleisch, Butter, Milch und Eiern, die allein in der Europäischen Gemeinschaft jedes Jahr mit Millionenbeträgen von Steuergeldern subventioniert werden, worauf ich im nächsten Kapitel (»Der ökonomische Aspekt«) näher eingehen werde.

So übertrieben diese Ausführungen auch klingen mögen, sie spiegeln unsere alltägliche Wirklichkeit wider und zeigen einmal mehr, was durch die Unwissenheit breiter Bevölkerungsschichten alles möglich und machbar ist. Denn ich wage zu behaupten, dass das, was jetzt geschieht, so nicht ablaufen könnte, wenn die Hintergründe nicht vertuscht würden und die einzelnen Produktionsabläufe transparenter wären. Doch viele Menschen wissen immer noch nicht, dass zwischen ihrem saftigen Steak und dem brennenden Regenwald ein direkter Zusammenhang besteht. Einige haben zwar schon davon gehört, aber sie verschließen davor die Augen. Schließlich könnte das Steak ja ebenso gut aus deutschen Landen sein.

Natürlich könnte das Steak oder Kotelett, das Rippchen oder die Kalbsleberwurst auch ein deutsches »Markenprodukt« sein. Doch auch wenn wir ausschließlich heimische »Fleischspezialitäten« verspeisen, wird die Natur nicht weniger zerstört. Da es sich um einen langsamen Prozess handelt, ist das Ausmaß der Zerstörung nicht ganz so offensichtlich wie beim Abholzen des Regenwaldes. Am Ende der Kette steht aber wieder der Verursacher Mensch selbst, der anscheinend immer noch nicht begreifen will, dass er als Teil der Natur mit dieser untrennbar verbunden ist. Wir sind so emsig damit beschäftigt, den Ast, auf dem wir sitzen, möglichst schnell und ordnungsgemäß abzusägen, dass jede Warnung vergeblich scheint.

»Aber was hat das nun mit meinem Rippchen zu tun?«

Wenn auch kaum noch etwas daran erinnert, so war das Rippchen dennoch Teil eines lebendigen Schweins. Hausschweine haben bei uns nur noch in Ausnahmefällen, die einen verschwindend geringen Prozentsatz ausmachen, das Privileg, natürlich, das heißt ihren Bedürfnissen gemäß, aufzuwachsen. Während seine Vorfahren in dichten Wäldern das hohe Laub durchwühlten, wurde das moderne Schwein des zwanzigsten Jahrhunderts zum fast sterilen Produktionsmittel degradiert. Den fast vierzig Millionen Schweinen, die jedes Jahr in unserem Land geschlachtet werden, ist es nur ein einziges Mal vergönnt, in ihrem kurzen Schweineleben zu laufen und das Tageslicht zu erblicken: auf dem Weg vom Maststall zur Schlachtfabrik!

Dem Rippchen ist das nicht anzusehen, wenn es, mit Petersilie garniert, zu Kartoffeln und frischen Erbsen schön angerichtet ist. Dennoch ist es das Relikt eines langen Leidensweges.

An dieser Stelle soll uns aber »nur« der ökologische Aspekt interessieren, das heißt die Auswirkungen auf unsere Umwelt, die das Rippchen – es könnte ebenso gut ein Hähnchen oder Ihre Lieblingswurst sein – auf dem Weg zum Teller verursacht.

Die katastrophalen Folgen, die der schier unaufhaltsame Fleischverzehr für den tropischen Regenwald hat, habe ich bereits dargestellt. Es scheint mir nach wie vor ein entscheidender Aspekt zu sein, durch den die unmittelbare Wechselwirkung zwischen gedankenlosem Fleischkonsum und massiver Umweltzerstörung besonders deutlich wird. Doch brauchen wir gar nicht so weit in die Ferne zu gehen, um zu erkennen, dass das Fleisch unzähliger, bis zum Tode gequälter Tiere uns selbst »aufzufressen« droht. Auch hier zu Lande wird die Natur von der immer mächtiger werdenden Agrarindustrie regelrecht ausgeschlachtet.

Die Opfer sind unsere ausgelaugten Böden, unsere smoggetränkte Atemluft, unsere letzten Trinkwasserreserven, unzählige Tierarten und Kleinstlebewesen und nicht zuletzt »die Krönung der Schöpfung« höchstpersönlich. Der Mensch ist wirklich eine ganz besondere Spezies: Er ist das einzige Lebewesen der Erde, das sein eigenes Trinkwasser vergiftet!

Und die Vergiftungswelle hält immer noch an. Zur Aufzucht der Millionen Schweine, Rinder und Hühner werden

enorme Mengen an Getreide benötigt. Zwar wird ein Großteil, wie die bereits erwähnten Sojabohnen, importiert. Doch
sind die Agrarbetriebe bemüht, möglichst viel Futter auf heimischen Böden zu produzieren. Unter natürlichen Bedingungen könnten diese Getreidemengen auf den zur Verfügung
stehenden landwirtschaftlichen Flächen gar nicht produziert
werden, doch, Bayer und Co. sei Dank, gibt es Kunstdünger
und »Pflanzenschutzmittel«, mit denen aus dem Boden wesentlich mehr herausgeholt werden kann. Auch ohne die läs-
tige Fruchtfolge und das »nutzlose« Brachland konnten auf
diese Weise die Erträge derart gesteigert werden, dass wir es
uns leisten können, von den Überschüssen jedes Jahr Tausende von Tonnen ins Meer zu schütten. Bei dieser Intensivbe-
wirtschaftung wird aber nicht nur mehr aus dem Boden herausgeholt, sondern auch mehr zugeführt. Der jährliche
Stickstoffverbrauch in der Bundesrepublik hat bereits die
Hundert-Kilogramm-Marke pro Hektar überschritten!

Die einzelnen Getreidehälmchen, die derart mit Stickstoff,
Kalisalzen und Phosphaten hochgezogen werden, sind jedoch
so schwach und anfällig, dass sie mit Unmengen Pestiziden,
Herbiziden und Fungiziden gegen Unkraut, Pilzbefall und In-
sekten geschützt werden müssen. Diese so genannten »Pflanzenschutzmittel«, die in Wirklichkeit chemische Gifte sind,
dringen ebenso in den Boden ein wie die anorganischen Dünger. Obwohl Wissenschaftler seit über zwanzig Jahren davor
warnen, hat die chemische Industrie immer wieder beteuert,
dass diese Gifte im Boden vollständig abgebaut werden und
daher nicht ins Trinkwasser gelangen können. Heute haben
wir den Gegenbeweis: Nitrat und Pestizide sind doch in unserem Trinkwasser angekommen, und zwar in bereits alarmierenden Mengen!

Doch das Geschäft mit dem Fleisch geht weiter. Immer mehr Tiere brauchen immer mehr Futter, wodurch auch immer mehr Exkremente anfallen, die als flüssige Gülle über Äcker und Wiesen versprüht werden. Der gute alte Mist in Kuh- und Schweineställen, der einst die Fäkalien aufgefangen hat, ist längst ein Relikt vergangener Zeiten. Ob Rinder, Schweine oder Hühner, die Tiere stehen auf betonierten Spaltböden oder auf Gitterrosten, durch die Urin und Kot nach unten fallen. (Das Prinzip des WC [water closet] hat sich also auch in der Landwirtschaft durchgesetzt …) Mit unvorstellbaren Mengen Wasser werden unvorstellbare Mengen Urin und Kot weggespült und in riesigen Becken aufgefangen. Da in der flüssigen Gülle der Stickstoff besser gegen Oxidation geschützt ist als im konventionellen Mist, kann sie lange gelagert werden und hat immer noch einen hohen Düngewert.

Während die Gülle für die Bauern lange Zeit ein guter und kostenloser Dünger war, ist sie heute für die Gewerbebetriebe mit Massentierhaltung ein reines Abfallprodukt. Diese »Veredelungsbetriebe«, wie sich die Massentierhalter selbst gern nennen, müssen laut Gesetz eine bestimmte landwirtschaftliche Fläche besitzen, die sich nach der Anzahl der »gehaltenen« Tiere richtet. Da die stark expandierenden Tier-Fabriken diese Richtlinien nur in den wenigsten Fällen erfüllen können, sind sie auf die Idee gekommen, den Behörden so genannte Gülleabnahmeverträge vorzulegen. Damit soll demonstriert werden, dass die »Entsorgung« der Gülle sichergestellt ist.

Die Anerkennung dieser Verträge durch die entsprechenden Behörden ist der Persilschein für die geschäftstüchtigen Bosse des Agrobusiness. So fließen täglich Millionen Liter Gülle auf unsere Felder, überdüngen den Boden und sickern ins Grundwasser. 1990 haben Delaware Farmer in den USA

72 Prozent mehr Stickstoff und Phosphor auf ihre Felder gebracht als von den Pflanzen benötigt worden wäre. Auf solch überdüngten Böden gedeiht natürlich kein Getreide mehr – außer dem Mais. Dieser erfreut sich allerdings seit etwa 15 Jahren zunehmender Beliebtheit, da er sich weitgehend resistent gegen Überdüngung gezeigt hat. Außerdem ist er ein hervorragendes Futtermittel für die Massentierhaltung – und eignet sich bestens zur gentechnischen Veränderung. So schließt sich der Kreislauf von intensiver Massentierhaltung, gesteigertem Gülleaufkommen, Überdüngung und zunehmender Trinkwasserverschmutzung.

Nach amerikanischem Vorbild wird nun auch hier zu Lande der Maisanbau mit Unterstützung der Gentechnologie in großem Stil vorangetrieben. Hecken, Haine und traditionelle Feldränder müssen riesigen Monokulturen weichen, die zunehmend unser Landschaftsbild bestimmen. Diese Monokulturen fördern jedoch nicht nur die Bodenerosion, sondern sie sind auch extrem anfällig für Schädlinge und Pilzbefall. Nur mit enormen Mengen Pestiziden und Herbiziden kann der Mais zur Ernte gebracht werden. Die moderne Massentierhaltung erfordert aber gewaltige Mengen Futtergetreide, das durch den intensiven Anbau zur Zerstörung fruchtbaren Bodens und zur Vergiftung unseres Trinkwassers führt. Die zunehmende globale Versteppung verändert wiederum die Proportionen der Niederschläge. Je ausgelaugter die Böden sind, desto weniger wächst darauf. Der verminderte Pflanzenwuchs verringert die Saugfähigkeit der Erde, und der in Trockengebieten oft herbeigesehnte Regen bringt dadurch immer seltener den erhofften Segen. Die verdörrte Erde kann das so dringend benötigte Wasser nicht mehr aufnehmen, wodurch dieses an der Oberfläche abfließt und die Bodenfeuchtigkeit weiter reduziert wird. Die abfließenden Wassermassen bewirken zudem ein Ansteigen der Flüsse und erhöhen somit die Gefahr von Überschwemmungen.

Wie hieraus ersichtlich, ist durch den Fleischverzehr ein globaler Teufelskreis angekurbelt worden, der über eine Vielzahl von Kettenreaktionen auch die letzten unberührten Naturvölker erfasst. Doch richten wir unsere Aufmerksamkeit noch einmal auf unsere heimischen Probleme und Gefahren, welche die Fleisch fressende Entwicklung uns beschert: Nitrat und Pestizide im Grundwasser.

Bereits 1985 haben Wissenschaftler in Trinkwasserproben aus dem schleswig-holsteinischen Maisanbaugebiet das Pestizid Atrazin entdeckt. Atrazin gilt als sehr langlebig und steht im Verdacht, Krebs zu erregen. In den Gebieten, wo Mais seit über acht Jahren in Monokultur (für die Massentierhaltung) angebaut wird, lagen die Atrazin-Werte bereits damals in zehn von 44 Trinkwasserbrunnen über 0,5 Mikrogramm pro Liter. Als Spitzenwert wurden sogar über 17 Mikrogramm gemessen. Zum Vergleich: Der nach der neuen Trinkwasserverordnung von 1989 vorgeschriebene Grenzwert liegt jedoch bei 0,1 Mikrogramm pro Liter! Welche Schlussfolgerungen werden aus solch alarmierenden Ergebnissen gezogen? Keine! Dies geht zumindest aus der bundesweiten Untersuchung hervor, die das Magazin »ÖKOTEST« durchgeführt und in seiner Dezember-Ausgabe 1989 veröffentlicht hat.

Bei diesem Trinkwassertest wurden Pestizide von Föhr bis Kempten ausgemacht. Von 325 Proben war jede sechste mit Atrazin, Simazin oder Propazin belastet. Der Grenzwert von 0,1 Mikrogramm für Atrazin wurde in sechs Fällen überschritten. Die Wasserproben wurden direkt in Privathäusern entnommen, das heißt, dieses Wasser wurde bereits mit Filtern aufbereitet oder mit besserem Wasser gemischt. Da der Sommer 1989 sehr trocken war, sind die Werte sogar noch geschönt, denn durch mehr Regen wären noch mehr Pestizide abgeschwemmt worden und im Trinkwasser gelandet.

Bei den Nitratwerten sieht es nicht viel besser aus. Zwar lagen bei der »ÖKOTEST«-Untersuchung im Vergleich zu 1987 »nur noch« drei Proben (1987: sieben Proben) über 50 Mikrogramm pro Liter. Den strengeren EG-Richtwert von 25 Mikrogramm pro Liter überschreiten diesmal 49 Proben (1987: 46 Proben). Die Gesamtbelastung hat immer noch eine steigende Tendenz: In 100 Gemeinden (1987: 71) liegt der Nitratwert über 10 Mikrogramm pro Liter. Das hört sich für den Laien wenig an. Ein Mineralwasser mit diesen Werten darf laut Gesetz allerdings nicht mehr für die Zubereitung von Babynahrung empfohlen werden.

Natürlich ist an dieser Entwicklung nicht allein Ihr Rippchen schuld. Vielmehr macht es die Summe aller Rippchen, Würste, Bouletten und Koteletts, welche die Bundesbürger Tag für Tag verschlingen. Dabei müsste doch jedem logisch denkenden Menschen klar sein, dass wir das Problem der zunehmenden Trinkwasservergiftung nicht dadurch in den Griff bekommen, indem wir alle Jahre wieder die Grenzwerte für die einzelnen Gifte einfach erhöhen. Eine effektive Wirkung lässt sich nur erzielen, indem diese Kette der Fleischproduktion gestoppt, zumindest aber drastisch gedrosselt wird. Denn weniger Tiere brauchen weniger Futter, wodurch der Einsatz von Kunstdünger und Pflanzenschutzmitteln überflüssig würde, und produzieren weniger Exkremente, wodurch ein übermäßiges Düngen mit Gülle nicht mehr erforderlich wäre.

Die beschriebenen unmittelbaren Folgen der »Tierproduktion« ruinieren jedoch nicht nur unsere Böden und unser Trinkwasser, sondern weiten sich auch in der Luft immer mehr aus und lösen komplizierte, zum Teil noch gar nicht überschaubare Kettenreaktionen aus. So ist in der Nähe von Güllebunkern ein drastisches Baumsterben zu beobachten, das auf die ammoniakhaltigen Dämpfe zurückgeführt wird. In den Niederlanden rechnen Wissenschaftler bereits damit, dass ein Drittel des Waldsterbens von den Ammoniakdämpfen der Massentierhaltung verursacht wird, die als saurer Regen auf Blätter und Nadeln fallen und den Stoffwechsel der Pflanzen nachhaltig schädigen.

Vielleicht halten Sie diese Ausführungen für übertrieben in dem Glauben, so viel kann ein Stück Fleisch doch gar nicht anrichten. Die globalen Auswirkungen des Fleischverzehrs, bedingt durch die Massentierhaltung, ließen sich jedoch noch weiter ausführen – und zwar nicht durch die subjektiv gefärbte Brille des Vegetariers, sondern durch fundierte wissenschaftliche Beobachtungen unseres Ökosystems.

Der Mensch hat eine Entwicklungsstufe erreicht, auf welcher er nicht mehr nur für sein eigenes Handeln verantwortlich ist, sondern auf der jeder Einzelne mit seiner Handlungsweise das Leid und Wohlergehen aller anderen beeinflusst. Dies gilt für alle Menschen, wenngleich soziale Unterschiede zwischen den wenigen Menschen, die wie wir im Überfluss schwelgen, und den vielen, die am Existenzminimum leben, berücksichtigt werden müssen. So sind beispielsweise die Nomaden in Afrika, die Jahrhunderte von der Viehzucht gelebt haben, von den globalen klimatischen Verschiebungen wesentlich stärker betroffen als wir Europäer. Bleibt bei ihnen der erhoffte Regen aus, finden ihre Tiere in der ohnehin schon kargen Vegetation gar nichts mehr zu fressen. Aus der Not und ums nackte Überleben kämpfend, holzen afrikanische Wanderbauern dann oft die letzten Bäume ab, um diese als Brennholz auf dem Markt gegen Essbares einzutauschen. Ökologisch gesehen ist dies ein ähnlicher Teufelskreis wie bei uns. Aus dem ethischen Blickwinkel hat er natürlich einen ganz anderen Stellenwert.

Während unser Planet bebt und einer unüberschaubaren Klimakatastrophe entgegenfiebert, sitzen Millionen vor der Flimmerkiste und sehen sich Erdbeben und Orkane aus sicherer Entfernung an. Live-Katastrophen werden immer gern beobachtet – doch vermutlich nur, solange der eigene Fernsehsessel noch im Trockenen steht. Wie stark müssen die Erdbeben und Orkane noch werden, wie hoch die Müllberge, wie giftig das Trinkwasser und die Luft, damit wir verstehen?

Wir sitzen alle auf demselben sinkenden Schiff und überlegen, mit welcher Farbe wir es neu streichen könnten, anstatt es gemeinsam zu reparieren.

Falls Sie an die Wissenschaft glauben, in der Hoffnung, dass diese in letzter Sekunde die rettende Erfindung parat hat, glauben Sie an die Eier legende Wollmilchsau, die sich dank Gentechnik von Luft und Liebe ernährt und uns nur Gutes beschert – womit das Gülleproblem dann endgültig gelöst wäre.

Es lohnt sich nicht

Der ökonomische Aspekt

Der weitaus größte Teil der Menschheit lebt heute buchstäblich von der Hand in den Mund. Nachdem in den letzten Jahren das Bevölkerungswachstum schneller gestiegen ist als die Nahrungsmittelproduktion, sind die Vorräte nahezu erschöpft. Die Entwicklung der Welternährung gibt Auskunft darüber, wie es mit der Nahrungsmittelversorgung auf unserem Planeten bestellt ist. Da die Hälfte der vom Menschen aufgenommenen Kalorien direkt durch Getreideprodukte gedeckt wird und ein anderer, nicht unerheblicher Teil indirekt über Fleisch, Eier, Käse, Milch und Butter, bildet das Getreide die Grundlage, um Welternährungsbedarf und -produktion zu berechnen. Auf Grund der weltweiten Getreideproduktion und des -verbrauchs lassen sich die Vorratsbestände bestimmen, wodurch eine begrenzte Planung für den folgenden Anbauzyklus möglich wird. Die neuesten Zahlen des Worldwatch Instituts (Zur Lage der Welt 1998) geben allerdings keinen Anlass zur Hoffnung auf eine bessere Entwicklung der Welternährung. Demnach sind die Getreidevorräte weltweit seit ihrem absoluten Rekordstand im Jahr 1988 immer weiter gesunken. Waren es 1987 noch 459 Tonnen, welche die Weltbevölkerung 101 Tage hätten ernähren können, so deckten die Vorräte 1997 nur noch den Bedarf von 55 Tagen – und das trotz der Rekordernten in 1996 und 1997! Da ein Vorrat von mindestens 70 Verbrauchstagen erforderlich ist, um nur eine einzige Missernte »abfedern« zu können, wird wohl

jedem die Brisanz dieser Daten deutlich. Wie ein solches Abfedern in einem Krisenjahr für die Menschen der Entwicklungsländer aussehen würde, kann sich ebenfalls jeder aus-
malen. Obwohl die Hälfte der Weltbevölkerung vegetarisch
lebt, ist der weltweite Fleischkonsum bis zum Jahr 2000 kon-
tinuierlich gestiegen. Doch nach wie vor steht die Ernährung
der Milliarden Rinder, Schweine und Schafe für den Leichenschmaus der Industrienationen höher im Kurs als die Ernährung der Menschen in den Entwicklungsländern.

Die Gründe für den dramatischen Rückgang der Welter-
nährungsvorräte sind sehr komplex. Eine der Hauptursachen
ist zweifellos das Bevölkerungswachstum. Eine andere dominierende Ursache sind die kaum noch vorhersehbaren klimatischen Veränderungen. Nun sind Dürren an sich nichts
Ungewöhnliches und haben immer wieder in der Mensch-
heitsgeschichte zu horrenden Missernten geführt. Auch unsere Vorfahren kämpften damit, um nach einem heißen oder
trockenen Sommer einzusehen, dass die Saat in der Erde noch
längst keine Ernte garantiert. Oft wurden Missernten als Stra-
fe Gottes betrachtet, die dem Menschen seine Begrenztheit
innerhalb des unendlichen Universums aufzeigen sollte.

Zu ihrem eigenen Nachteil sind die Menschen heute aber
unempfänglich für die Warnungen der Natur geworden und
können die Zeichen der Zeit nicht mehr deuten; denn Natur-
katastrophen in Form von Überschwemmungen, Stürmen
und Dürreperioden, deren Anzahl sich seit den sechziger Jahren des letzten Jahrhunderts verdreifacht hat, sind nur ein
kleiner Vorgeschmack darauf, was demnächst noch alles auf
uns zukommt. Bei näherer Betrachtung wird deutlich, dass
diese »hausgemacht« sind und vom Menschen regelrecht provoziert wurden. Da derzeit so gut wie nichts darauf hindeutet,
dass der Mensch ein ernsthaftes Interesse hätte, den drohen-

den globalen Kollaps abzuwenden, sind weitere Desaster vorprogrammiert.

Je stärker der Mensch mit seiner Spielzeugtechnik gegen die Natur arbeitet, desto sensibler reagiert sie. Ein leichter Schüttelfrost, der sich für uns als Erdbeben äußert, führt schon zum Unglück. Der Mensch kann den Wettstreit mit der Natur nicht gewinnen, denn es ist ein Kampf gegen sich selbst. Der Handlungsspielraum und die Möglichkeiten, die zur Verfügung stehen, um uns an den eigenen Haaren aus dem Sumpf zu ziehen, werden geringer, die Zeit, die dafür bleibt, wird immer knapper.

Das primäre Bestreben der gesamten Menschheit wird sich zu Beginn dieses Jahrtausends notwendigerweise auf die Erhaltung der Grundbedürfnisse reduzieren, die Jahrtausende Selbstverständlichkeit waren: Luft zum Atmen, Wasser zum Trinken und Getreide zum Essen!

Bei diesen Grundbedürfnissen Prioritäten setzen zu wollen, wäre sinnlos, da wir zum Überleben keines der drei Dinge entbehren können. Der Fleischverzehr hat sowohl für die Qualität der Luft als auch für die des Wassers bedrohliche Auswirkungen. Um die ökonomischen Probleme des Fleischverzehrs möglichst vollständig auszuleuchten, ist es unvermeidbar, die Welternährungssituation und die Marktmechanismen, die diese entscheidend beeinflussen, kurz zu streifen.

Unsere Erde ist rund und begrenzt. Diese natürliche Gegebenheit, die wir scheinbar völlig vergessen oder verdrängt haben, wird uns erst jetzt, zu Anfang dieses Jahrtausends, wieder einsichtig. Aus ihr folgt, dass auch die uns zur Verfügung stehende Fläche begrenzt ist. Zieht man hiervon alle Wüsten, vereisten Regionen, Berge und Wälder ab, die für die Landwirtschaft ungeeignet sind, bleibt eine relativ genau bestimmbare Bodenfläche übrig, die für die Welternährung landwirtschaftlich nutzbar ist.

Rein rechnerisch würde diese Fläche reichen, die Weltbevölkerung so mit den Grundnahrungsmitteln zu versorgen, dass niemand zu hungern bräuchte. Wie kann es also angehen, dass mittlerweile über 800 Millionen Menschen permanent an Unterernährung leiden, Tendenz steigend?

Die Hauptursache dafür liegt im ständigen Streben nach Gewinn – denn Nahrungsmittel sind primär nicht dazu da, Menschen satt zu machen, sondern um Geld zu verdienen. Diese These wird von der Tatsache belegt, dass zu Zeiten voller Kornkammern die Menschen in den Entwicklungsländern genauso gehungert haben. Ein Blick auf die Entwicklung der letzten vierzig Jahre offenbart ein zunehmendes Nord-Süd-Gefälle. Während die unter starkem Bevölkerungswachstum leidenden Entwicklungsländer immer ärmer geworden sind, ist in den reichen Industrienationen der Wohlstand stetig gewachsen. Dieses soziale Ungleichgewicht ist keineswegs eine zufällige Erscheinung, sondern der »Verdienst« der Industrieländer. Durch rücksichtslose Ausbeutung sind die armen Länder ihrer natürlichen Rohstoffe beraubt worden und so stetig immer ärmer geworden. Aus dieser Situation entstand im Laufe der Jahre eine zunehmende Abhängigkeit dieser Länder von Nahrungsmitteln aus den Industrienationen.

Und es ist immer noch lukrativer, Getreide an Tiere zu verfüttern und anschließend das teure Fleisch zu verkaufen. Die Menschen in den Entwicklungsländern, die sich unser teures »Tierfutter«, das als Getreide ein viel billigeres Nahrungsmittel gewesen wäre, nicht leisten können, sind dadurch auch weiterhin auf unsere Almosen in Form von Krediten angewiesen, womit sie sich wenigstens einen Teil dessen zurückkaufen können, was wir ihnen genommen haben. Der Hunger wird dadurch nicht weniger, die Abhängigkeit aber umso größer. Denn die so genannte Entwicklungshilfe ist nur in den wenigsten Fällen eine wirkliche Hilfe. Zum größten Teil sind es demonstrative Transaktionen, deren Hauptanliegen die Beruhigung unseres eigenen schlechten Gewissens ist.

Und noch ein Fakt: Trotz des enormen Bevölkerungswachstums, dessen Begrenzung sicherlich eine der Hauptaufgaben der Menschen in den kommenden Jahren sein wird, reicht die weltweite Getreideproduktion aus, alle Menschen zu ernähren – allerdings nicht mit Fleisch. Denn um ein Kilo Fleisch herzustellen, müssen fünf bis sieben Kilo Getreide verfüttert werden. Insgesamt werden fast neunzig Prozent des erzeugten Getreides an Tiere verfüttert. Für die Aufzucht eines einzigen Mastrinds werden beispielsweise 3,5 Tonnen Soja und andere Getreide, 600 000 Liter Wasser für den Futtermittelanbau und 14 600 Liter kostbares Trinkwasser benötigt (»Der Spiegel«, 06/2001).

Nur durch diese ungeheure Vergeudung der Ressourcen kann die Weltgetreideproduktion nicht alle Menschen satt machen. Für die, im Weltmaßstab gesehen, wenigen unersättlichen Bürger der Wohlstandsländer sowie für die Millionen Schweine, Rinder und Hühner, die sie für ihre Ernährung »benötigen«, reicht das Getreide allemal. Schlimmstenfalls verteuert sich das Fleisch. Aber auch das trifft wiederum nur die Bevölkerung in den armen Regionen.

Während in den Entwicklungsländern der Pro-Kopf-Verbrauch an Getreide bei etwa 180 Kilogramm im Jahr liegt, wovon der größte Teil direkt verzehrt wird, schafft ein Europäer oder Amerikaner spielend 900 Kilogramm pro Jahr! Das bedeutet, dass ein Wohlstandsbürger durch seinen enormen Fleischverzehr etwa fünfmal so viel Nahrungsmittel verbraucht wie ein Afrikaner, Brasilianer oder Inder. Leider macht dieses Konsumverhalten bei der Entwicklung des allgemeinen Wohlstands nicht Halt: Mit der verbesserten ökonomischen Situation in den ostasiatischen Ländern stieg auch hier der Fleischkonsum und damit die dafür benötigten Anbauflächen. So betrug die Getreideproduktion 1960 in China noch 10 Millionen Tonnen, während sie im Jahr 2000 bereits das Zehnfache, nämlich 100 Millionen Tonnen, ausmachte. Gut zwei Drittel des gestiegenen Bedarfs ist auf die vermehrte Nachfrage nach tierischen Produkten zurückzuführen! Um diese enormen Getreidemengen aufbringen zu können, wurden vermehrt Importe aus Ländern nötig, in denen dramatischer Wassermangel herrscht.

Für die etwa fünf Milliarden Menschen in Südamerika, Afrika und Asien hat eine Dürre wie die von 1988 daher ganz andere Konsequenzen: Sie können die steigenden Preise für unser »Tierfutter« nicht mehr bezahlen und haben dadurch effektiv noch weniger oder sogar überhaupt nichts mehr zu essen. Die Millionen Tonnen Getreide, die jährlich an Tiere verfüttert werden, könnten leicht diese Hungersnot beseitigen und den Ärmsten der Armen eine neue Existenzgrundlage ermöglichen. Der Harvard-Ernährungswissenschaftler Dr. Jean Mayer schätzt, dass durch eine Reduzierung der Fleischproduktion um nur zehn Prozent bereits so viel Getreide eingespart werden würde, dass davon etwa sechzig Millionen Menschen ernährt werden könnten. So *könnte* es sein – so ist es aber nicht. Schließlich müssen wir erst einmal unseren eigenen Lebensstandard sichern, denn die Zukunftsperspektiven sind ja nicht gerade rosig. Und wer möchte schon freiwillig auf die lieb gewonnene Currywurst und all die anderen leckeren »Schweinereien« verzichten?

Die Massenproduktion von Fleisch, wie wir sie heute erleben, ist aber nicht nur global, sondern auch volkswirtschaftlich betrachtet völlig unrentabel, was spätestens seit dem Rinderwahnsinn auch hier zu Lande einer breiteren Öffentlichkeit deutlich geworden sein müsste. Mit Fleischwaren sind nur kurzfristig und nur von einigen wenigen Unternehmen Gewinne zu erzielen – und das auch nur, weil weder die direkten noch die indirekten Schäden berücksichtigt werden. Würden hingegen die ökologischen, gesellschaftlichen und gesundheitlichen Folgen des Fleischverzehrs aufgerechnet, müssten die Verluste ein Vielfaches der jetzigen Gewinne ausmachen.

Die tierischen Geschäfte lohnen sich also nicht, was übrigens noch sehr milde ausgedrückt ist. Ökonomisch gesehen sind sie nicht nur unsinnig und absurd, sondern in höchstem Maße bedrohlich. Durch die verschwenderische Fleischproduktion wird langfristig auch die Erzeugung der Grundnahrungsmittel, die zum größten Teil aus Getreide bestehen, gefährdet. Mit anderen Worten: Wer jetzt nicht bereit ist, auf sein Stück Fleisch zu verzichten, darf in einigen Jahren nicht enttäuscht sein, für sein Frühstücksbrötchen vor dem Bäckerladen Schlange zu stehen; denn bei der gegenwärtigen Entwicklung ist es durchaus möglich, dass unser täglich Brot wieder etwas ganz Besonderes sein wird. Unter Umständen könnte es sogar so knapp werden, dass es unseren eigenen Kindern daran mangeln wird.

Die Flächen, die weltweit für die Nahrungsmittelerzeugung zur Verfügung stehen, werden durch den intensivierten Anbau in der Tierzucht von Jahr zu Jahr kleiner. Auch ein enormer Einsatz von Kunstdünger und Pflanzenschutzmitteln kann nur kurzfristig Ertragssteigerungen bewirken, die über die tatsächliche Produktivität aber nichts aussagen. Im Gegenteil! Durch die ausgewiesenen Ertragssteigerungen entsteht auf Verbraucherseite ein völlig falsches Bild. Um Vergleiche zu ziehen und Entwicklungen aufzuzeigen, ist es daher erforderlich, auch die Produktionsfaktoren und besonders die Produktionskosten in derartigen Statistiken mit einzubeziehen. Je nach Genauigkeit des verfügbaren Datenmaterials lässt sich erst dadurch eine mehr oder weniger realistische Übersicht über die tatsächliche Situation erzielen. So sind den durch Kunstdünger und Pflanzenschutzmittel erzielten Ertragssteigerungen die dadurch entstandenen Mehrkosten und vor allem die dadurch verursachten Folgeschäden gegenüberzustellen. Letztere sind so gravierend und weitreichend, dass das gesamte Ausmaß noch gar nicht überschaubar ist.

Zu diesen Folgeschäden zählt die bereits jetzt unbestrittene Tatsache, dass der intensivierte Anbau die Verödung von fruchtbarem Boden beschleunigt. Durch Wind- und Wassererosion werden jährlich schätzungsweise fünfundzwanzig Millionen Tonnen Mutterboden weggeweht und weggespült – eine Größenordnung, die kaum noch vorstellbar ist! Das heißt im Klartext, die landwirtschaftlich nutzbare Fläche verringert sich in atemberaubender Geschwindigkeit – während das Bevölkerungswachstum in ähnlichem Tempo steigt.

Auch der Düngerverbrauch steigt, er hat sich von 1950 bis 1989 verzehnfacht. Damit konnte zwar ein Teil des Verlusts durch die verloren gegangenen Anbauflächen aufgefangen werden. Die bearbeiteten Böden sind dadurch jedoch umso mehr ausgelaugt, was für die Bodenerosion und die zunehmende Verödung ganzer Landstriche eine zusätzliche Schubkraft geworden ist. Die Anbaumöglichkeiten für die Landwirtschaft reduzieren sich durch die Versteppung auf eine immer schneller schrumpfende Fläche. Die restlichen noch zur Verfügung stehenden Böden werden immer unfruchtbarer und müssen mit einem steigenden Mehraufwand »beackert« werden.

Um dem gestiegenen Getreidebedarf – bedingt durch die starke Nachfrage nach Fleischprodukten – nachkommen zu können, werden sogar Ackerflächen bestellt, die wegen des bereits gesunkenen Grundwasserspiegels künstlich bewässert werden müssen. Lange Transportwege werden in Kauf genommen, und auch die Skrupel – falls jemals welche bestanden haben –, die Tropenwälder kurzfristig in Weide- und Ackerland zu verwandeln, haben sich angesichts der vielen Dollars in Wohlgefallen aufgelöst. Mit Fleisch werden immerhin Milliardengewinne erzielt, und zwar nicht gerade von förderungswürdigen Kleinbetrieben, sondern von großen, international agierenden Konzernen. Die beiden größten sind der Unilever-Konzern und die Nestlé-Gruppe, die auch in der BRD zu den umsatzstärksten Nahrungsmittelproduzenten zählen. Nicht zu vergessen ist das Wirtschaftsimperium des Ronald McDonald, das sich innerhalb weniger Jahre zum Marktführer der Fast-Food-Branche durchgebissen hat. Doch nicht nur McDonald's-Kunden (1988 waren es allein in der BRD zweihundertvierundfünfzig Millionen!) beißen kräftig zu, sondern der Buletten-King selbst. Nicht umsonst gilt er weltweit als der tüchtigste Fleischwolf, und diesem Ruf macht er alle Ehre.

Dennoch sind die Milliardengewinne, die McDonald's, Unilever, Nestlé und einige andere Nahrungsmittelgiganten mit Fleisch machen, nichts im Vergleich zu den Summen, die als Folgeschäden der tierischen Geschäfte entstehen: Vergiftung von Luft, Wasser und Boden, Abholzung der Tropenwälder, Verödung ganzer Landstriche, Absacken des Grundwasserspiegels, Veränderung der natürlichen klimatischen Verhältnisse und und und …

Die Liste der durch die Fleischproduktion und den Fleischverzehr verursachten Schäden ließe sich noch beliebig erweitern. Die Kosten für diese nur zum Teil reparablen Schäden verflüchtigen sich in astronomische Dimensionen und sind weder in Dollar noch D-Mark erfassbar. Was sehr wohl erfassbar ist und für uns alle zunehmend spürbar wird, ist eine Verminderung der Lebensqualität mit der Tendenz fallend. Den meisten Menschen in den satten Ländern geht es noch so »tierisch gut«, dass sie nicht bemerken, wie die Befriedigung unserer Grundbedürfnisse mit sauberer Luft, reinem Wasser und lebendiger Nahrung in zunehmendem Maße zum kostbarsten Gut wird. Es sei denn, der menschlichen Spezies gelingt es, mit Hilfe der Gentechnik so zu mutieren, dass sie sich künftig vom Duft der großen weiten Welt, von Coca-Cola und McRib ernähren kann und lediglich zum »natürlichen« Ausgleich einige Abführpastillen zu lutschen braucht.

»Die Nahrung muss sich der Technik anpassen«, lautet die Devise der Hackfleischspezialisten, woraus sich als nächster Schritt ableiten lässt, dass sich der Mensch der gentechnisch perfekten Plastiknahrung anpassen muss.

Haben Sie sich einmal allen Ernstes gefragt, wer die Schäden, die diese Entwicklung bereits jetzt verursacht hat, bezahlt? McDonald's nicht, aber Sie und ich und alle anderen Menschen, und zwar nicht nur durch ein immer lebensunwürdigeres Dasein, sondern auch mit harter Währung. Während immer mehr Menschen in den Entwicklungsländern den Preis für diesen vom Fleisch bestimmten vermeintlichen Fortschritt mit ihrem Leben bezahlen, werden die Wohlstandsbürger der Industriestaaten zunehmend tiefer in die Tasche greifen müssen. Bereits jetzt finanzieren wir eine maßlose Fleischwirtschaft mit zusätzlichen Steuergeldern. Allein in der Europäischen Union betrug die Rindfleischüberproduktion 1999 600 000 Tonnen, deren Lagerung in modernen Kühlhäusern wir uns schon etwas kosten lassen. Die bisher aufgelaufenen

Kosten der BSE-Krise liegen bei über 2 Milliarden Mark! Die für die EU entstehenden Kosten zur Bewältigung der BSE-Seuche schätzt Agrarkommissar Fischler bis 2005 auf 14 Milliarden Mark! Die Marktordnungsausgaben der EU – das sind nur die Kosten, die durch staatliche Subventionen und Aufkäufe zur Erhaltung des wahnsinnigen Rindergeschäfts erforderlich wurden – betrugen 1999 knapp 9 Milliarden Mark. Wäre die EU ein »normales« Unternehmen, würde vermutlich jeder Finanzberater den sofortigen Ausstieg aus den tierischen Geschäften verordnen.

Obwohl ich wirklich keiner Fliege etwas zu Leide tue, finanziere ich sogar als Vegetarier diesen Wahnsinn mit. Wenn trotz der angeführten Beispiele für den einzelnen Bürger nicht klar ersichtlich ist, dass die Fleischberge auch mit seinen Steuergeldern finanziert werden, so müsste dennoch jedem bewusst sein, dass er durch seinen Fleischverzehr, der ja die Nachfrage mitbestimmt, die unökonomischen Fleischgeschäfte unterstützt. Jeder Fleischesser sollte sich vor Augen halten, dass gerade die steigende Nachfrage nach immer billigeren Fleischprodukten dazu geführt haben, diese Missstände überhaupt erst entstehen zu lassen. Die Preise für Lebensmittel haben in Deutschland derzeit einen absoluten Tiefstand erreicht. Kein Geschäft ist härter als das der Lebensmittel-Discounter. Die Summe, die wir für unsere Ernährung ausgeben, beträgt nur noch etwa 13 Prozent der gesamten Lebenshaltungskosten. Für Auto, Kleidung und Wohnung greifen wir deutlich tiefer in die Tasche.

Im Gegensatz zu den Entwicklungsländern bekommen wir aber all die anderen bereits erwähnten Auswirkungen des exzessiven Fleischverzehrs noch gar nicht zu spüren. Noch scheint es den meisten recht gut zu gehen, obwohl der Schein trügt. Die zurzeit unmittelbar nicht erfahrbaren Folgen der

unersättlichen Fleischeslust rücken auch ohne unsere Aufmerksamkeit – oder gerade deswegen – zunehmend schneller
in unseren Erfahrungsbereich. Die Zerstörung der Natur und
die Knappheit unserer natürlichen Vorräte werden unvermeidbar auf andere Lebensbereiche übergreifen und die Preise für Grundnahrungsmittel in die Höhe treiben. Natürliches,
reines Trinkwasser wird vermutlich in nicht allzu ferner Zukunft für Normalsterbliche kaum noch bezahlbar sein. Die
letzten unvergifteten Quellen sind dann längst in den Händen
der allmächtigen Industriekonzerne, während sich das Volk
seinen Tee mit zwanzigfach geklärtem Kloakenwasser zubereitet.

Ich kann mir wirklich nicht vorstellen, dass irgendjemand
unter solchen Umständen leben möchte. Obwohl die derzeitige Entwicklung darauf hinausläuft, haben wir alle die Chan-
ce, es nicht darauf ankommen zu lassen. Wenn wir ernsthaft
daran interessiert sind, unseren Kindern und Enkeln keine
verwüstete und vergiftete Einöde zu hinterlassen, die nicht
nur trostlos, sondern ohne Perspektive ist, dann muss jeder
von uns Verantwortung übernehmen und etwas weiter den-
ken als von zwölf Uhr bis mittags.

Keine Schlachthöfe – keine Schlachtfelder

Der gesellschaftliche Aspekt

»Ein Land, das ursprünglich groß genug war, um all seine Bewohner ausreichend mit pflanzlicher Kost zu ernähren, wird durch den Fleischverzehr und die dadurch erforderlichen Weideflächen plötzlich zu klein, weshalb wir in den Krieg ziehen müssen, um uns andere Länder untertan zu machen.«

Diese Worte, die bereits Platon in seinem Buch »Der Staat« den weisen Sokrates sprechen lässt, stammen aus einer Zeit, in der die gesellschaftlichen und politischen Abläufe eines Landes noch transparent waren. Auch die bilateralen Beziehungen der einzelnen Staaten untereinander waren längst nicht so eng verflochten wie heutzutage, sondern blieben immer überschaubar. Das brachte sicherlich nicht in jeder Situation Vorteile. Eine unnatürliche Lebensweise oder Fehler in der Staatsführung – gemessen an dem Ideal eines Staates ohne Waffen – wurden jedoch meist sofort sichtbar. Je nach Bereitschaft des Volkes und seines Herrschers wurden wirtschaftliche und soziale Fehlentwicklungen frühzeitig erkannt und die notwendigen Maßnahmen zur Wiederherstellung des natürlichen Gleichgewichts getroffen, die den existenziellen Grundbedürfnissen aller Menschen gerecht werden.

Unsere heutige gesellschaftliche Unordnung ist dagegen so komplex und die entsprechenden Gremien, Ausschüsse und Entscheidungsträger sind so träge, dass ein derart unverzügliches Einschreiten kaum noch vorstellbar ist. Fehlentwicklungen sind längst keine Versehen mehr, die aus Unüberlegtheit entstehen. Im modernen Staat des 20. Jahrhunderts werden diese gründlich diskutiert, langfristig geplant und dann Schritt für Schritt verwirklicht. Auf Grund der verschiedensten Interessenskonflikte zwischen Industrie, Gewerkschaften und dem Staat bleibt der jeweiligen Regierung ein äußerst begrenzter Handlungsspielraum. Entscheidungen werden dadurch häufig wider besseres Wissen gefällt und sind im Nachhinein mit mehr oder weniger fadenscheinigen Argumenten leichter zu rechtfertigen als durch sinnvolle Taten zu korrigieren.

Wenn auch die einleitenden Zeilen auf die heutige Zeit nicht mehr uneingeschränkt übertragbar sind, so machen sie dennoch deutlich, dass in unserer Zeit dem Fleischverzehr – unter natürlichen Voraussetzungen – die Grundlage entzogen ist. Eine artgerechte Tierhaltung ist schon auf Grund der geografischen Gegebenheiten nicht mehr oder nur noch äußerst begrenzt möglich. Denn kaum ein Land der Erde ist so dünn besiedelt und hat solch gewaltige Flächen fruchtbaren Weidelands zur Verfügung, um darauf für alle seine Bewohner Schlachtvieh zu züchten. Natürlich wird heute nicht mehr mit Pfeil und Bogen ins Feld gezogen, um neue Weidegründe zu »erschließen«. Doch auch die moderne Massentierhaltung kommt nicht ohne Gewalt aus.

Diese Gewalt richtet sich nicht nur gegen Tiere, sondern ebenso gegen Mensch und Natur: Die reichen und mächtigen Länder unterdrücken die armen und schwachen. Dies ist nichts Neues, sondern das klassische Paradebeispiel, das sich mit erschreckender Kontinuität durch die Geschichte der Menschheit zieht. Was sich verändert hat, sind das Ausmaß der Brutalität und die Rücksichtslosigkeit, mit der eine Minderheit ihre Interessen gegenüber dem Rest der Menschheit durchsetzt. Fleisch frisst nicht nur Menschen, sondern – durch die weltweiten ökologischen Folgeerscheinungen – ganze Völker. Die Entwicklungsländer, deren Böden wir durch den Anbau von Tierfutter ruinieren, müssen wie immer zuerst dran glauben. Doch bei gleich bleibender Geschwindigkeit werden die Folgen des Fleischverzehrs in absehbarer Zukunft auch die Wohlstandsländer spürbar treffen. Ein Engpass von Grundnahrungsmitteln wird unvermeidbar sein. Fleisch werden sich nur noch die Superreichen leisten können. Die ehemaligen McDonald's-Kunden werden dagegen wohl oder übel das Kauen wieder erlernen müssen.

Sokrates' Worte sind also mehr als nur eine Empfehlung. Vielmehr sind sie eine Mahnung an Volk und Herrscher, sich pflanzlich zu ernähren. Dass diese Mahnung auch heute noch gerechtfertigt ist, müsste anhand der gravierenden ökologischen Folgen, die der Fleischverzehr nach sich zieht, ebenso deutlich geworden sein wie am Beispiel der unökonomischen Fleischgeschäfte. Neben den direkten und indirekten Konsequenzen der Fleischproduktion hat auch der Fleischverzehr kollektive Auswirkungen auf die Eigenarten einer ganzen Nation. Unterschiede in den einzelnen Industriestaaten sind leider kaum festzustellen, da ihre Bewohner alle mehr oder weniger Fleischfresser sind. Es gibt jedoch auch Nationen, wie zum Beispiel Indien, in denen die vegetarische Lebensweise überwiegt. Im strenggläubigen Süden Indiens ist Fleischkonsum sogar die Ausnahme. Die wenigen Restaurants, in denen auch Fleischgerichte serviert werden, haben immer zwei Küchen und sind streng in »vegetarian« und »non vegetarian« getrennt.

Einen Inder mit einem Europäer vergleichen zu wollen wäre allerdings ein Unterfangen, dessen Schlussfolgerung eher grotesk als realistisch ausfallen würde. Dennoch herrscht in Indien eine grundlegend andere Atmosphäre als in der Bundesrepublik, das Klima und andere exotische Lebensbedingungen einmal ganz außer Acht gelassen. Ausschlaggebend für die Andersartigkeit der »Grundschwingung« ist die Gewaltlosigkeit, die dieses riesige Land bis auf wenige Ausnahmen kennzeichnet. Die Menschen sind sowohl in den Städten als auch auf dem Land wesentlich friedvoller als in anderen Ländern. Dies ist mir auf meinen Reisen durch Indien besonders am Verhalten der Menschen zu den Tieren sowie am Umgang der Menschen untereinander aufgefallen. Die Inder sind extrem arm, aber sie achten einander, und das verleiht ihnen eine gewisse Würde und Anmut, wie sie bei uns kaum anzutreffen sind. Einen ähnlichen Respekt erweisen sie auch den Tieren. Im alltäglichen Leben wird dies ständig deutlich. So kann es Ihnen durchaus passieren, dass Sie in einem Verkehrsstau stehen, weil einige Meter vor Ihnen eine Kuh ganz gemächlich auf einer stark befahrenen Straße »spazieren geht« – und das mitten in Neu-Dehli. Die Auto- und Rikschafahrer ärgern sich zwar auch darüber; dennoch würde es kein Hindu wagen, der Kuh auch nur den Tod zu wünschen. Den in Indien lebenden Muslimen ist diese Verhaltensweise unverständlich. Aus ihrem religiösen Hintergrund heraus haben sie weniger Achtung vor Tieren und essen viel Fleisch. Indische Muslime verstehen ebenso wenig wie Europäer, wie man eine Kuh als »heilig« erklären kann. Die Achtung der Tiere auf der einen Seite und der zügellose Fleischgenuss auf der anderen Seite provozierten in Indien seit jeher kriegerische Auseinandersetzungen zwischen Hindus und Muslimen, die wie in keinem anderen Land die in der Religion begründeten Unterschiede im ethischen und sozialen Empfinden widerspiegeln.

Die Massenhinrichtungen von Tieren, die auch – oder gerade – bei uns Tag für Tag mit erschreckender Kaltblütigkeit vollzogen werden, hinterlassen eine breite Blutspur, die nicht nur unsere Ede verunreinigt, sondern sich auch in der Psyche der Menschen ausdrückt und das Verhalten einer ganzen Nation prägt. Mit dem rapide angestiegenen Fleischverzehr in unserem Land ist in den letzten Jahren eine schon beängstigende Zunahme an Aggressivität, Gewalt und Brutalität zu beobachten. Zeugnis dafür ist eine steigende Kriminalitätsrate, die mit ihrem ebenfalls steigenden Anteil an Jugenddelikten alarmierende Formen angenommen hat.

Hierbei handelt es sich keineswegs um ein rein deutsches Problem. In unseren Nachbarländern sind ähnliche Tendenzen erkennbar. Vor allem ein Phänomen ist in allen Industrienationen wieder zu finden: Die Menschen haben ihre Achtung vor dem Leben und den natürlichen Gesetzmäßigkeiten verloren. Das Empfinden für Recht und Unrecht ist gestört, die mangelnde Ehrfurcht vor dem Leben hat die Hemmschwelle zum Töten herabgesetzt. So skrupellos, wie die unzähligen Tiere geschlachtet werden, ermorden sich die Menschen gegenseitig. Sicherlich, kriegerische Auseinandersetzungen hat es schon immer gegeben. Typisch für unsere Zeit ist aber ein gewaltiges Kontingent an Tötungsmaschinen, das mit Milliardenbeträgen die Staatskassen belastet, während die Lebenshaltungskosten stetig steigen. Der Krieg zwischen zwei Staaten hat zuallerletzt denselben Ursprung wie der Kleinkrieg zwischen zwei Nachbarn: Es ist der Krieg im Menschen selbst, der für seine angefressenen, blutrünstigen Aggressionen ständig ein Ablassventil sucht, sodass er unfähig ist, in Frieden mit sich selbst und seinen Mitmenschen zu leben.

Die Anonymität in unserer Gesellschaft führt zudem zur Vereinsamung des Einzelnen. Aus der Beziehungslosigkeit entsteht eine Beziehungsunfähigkeit, die eine Kommunika-

tion zwischen Menschen zunehmend verhindert. Diese Anonymität nimmt dann oft die letzten Hemmungen, die ange-
stauten Aggressionen in Gewalttätigkeiten umzusetzen – in
der unbewussten Hoffnung auf Erleichterung.

Doch Gewalt kann weder Erleichterung noch Frieden
geben. Gewalt erzeugt immer Gegengewalt. Obwohl diese
Tatsache vielen Menschen bekannt ist, werden Tiere davon
immer ausgeklammert. Doch Gewalt ist und bleibt Gewalt.
Gegen wen sie sich richtet, ist von sekundärer Bedeutung.

Es ist also kein Wunder, dass in einem Land mit steigen-
dem Fleischverzehr auch Gewalt und Brutalität zunehmen.
Die Gewalt, die nötig war, um Millionen und Abermillionen
Tiere zu töten, hat sich keineswegs in Nichts aufgelöst, sondern der Mensch schlingt sie mit dem Fleisch wieder in sich
hinein. Eine endlose Spirale von Töten und Getötetwerden …
Aus diesem Grund kann man Leo Tolstoi nur zustimmen:
»Solange es Schlachthöfe gibt, wird es auch Schlachtfelder
geben!«

Ich hab dich zum Fressen gern

Der kreatürliche Aspekt

Die Möwe entdeckt die ans Ufer gespülte Muschel, jagt im Sturzflug hinab, setzt kurz vor ihr auf und pocht mit dem Schnabel gegen die Schale, als wollte sie sagen: Öffne dich, ich hab dich zum Fressen gern.

Leben und Tod bedingen sich wie Licht und Schatten. Das eine ist ohne das andere nicht möglich. Dennoch ist es ein Unterschied, ob eine Möwe eine Muschel, eine Katze eine Maus oder ein Mensch das Rippchen eines Schweines isst.

Eine besondere Eigenschaft der Natur ist es, sich unaufhörlich neu zu erschaffen. Alles entsteht und vergeht – von Augenblick zu Augenblick –, ohne dass etwas dabei übrig bliebe. Die Natur kennt keinen Müll, alles Vergehende verwandelt sich in neue Lebensenergie. Das geschieht in der Pflanzenwelt auf ähnliche Weise wie in der Tierwelt. Einige Tiere fressen andere Tiere, keine Tierart kann sich übermäßig vermehren, und das natürliche Gleichgewicht bleibt gewahrt. Eine Katze bekommt aber nicht jede Maus und ein Tiger nicht jede Gazelle. Gefressen werden jeweils die schwachen Tiere, wodurch die einzelnen Arten immer stark genug bleiben, um sich den ständig verändernden Lebensbedingungen anzupassen. Eine Degeneration, die das Aussterben der jeweiligen Tierart zur Folge hätte, ist somit kaum möglich.

Das Argument vieler Fleischesser, Tiere würden sich auch untereinander fressen, wird damit als so banal wie fadenscheinig entlarvt. Denn würde der Tiger nicht die schwachen Gazellen fressen, würden diese mit der Zeit degenerieren und ihr gazellenhaftes Wesen mehr und mehr verlieren. Die immer schwächeren Tiere würden mangels Anpassungsfähigkeit immer eher eines »natürlichen« Todes sterben und dann von Geiern, Kojoten, Würmern und Fliegen gefressen werden. Denn der verwesende Körper muss nach einem ungeschriebenen Naturgesetz auf irgendeine Art und Weise verschwinden, damit er sein Umfeld nicht vergiftet. Deshalb wird er gefressen – und zwar ganz und gar, mit Haut und Haaren.

Diese Art des Fressens und Gefressenwerdens in der Tierwelt ist also ein notwendiger Ablauf zur Erhaltung des natürlichen Gleichgewichts. Der Fleischkonsum des Menschen hingegen ist etwas völlig anderes. Der Mensch kann sich weder mit einem Tiger noch mit einer Katze vergleichen. Er hat weder Krallen noch Reißzähne und ist auf seinen beiden Beinen so ungelenkig, dass er – nur mit seinen Händen – noch nicht einmal eine Maus erhaschen könnte. Der Mensch musste die Tiere seit jeher mit seinem Verstand überlisten und entweder in ausgetüftelten Fallen fangen oder mit dem Gewehr erschießen. Ohne solche Hilfsmittel wäre er vermutlich noch heute Vegetarier.

Für ein Tier, das ein anderes fängt und auffrisst, ist das ein gänzlich anderes »Unterfangen«. Das beginnt bereits beim Aufspüren der Beute, das ohne den naturgegebenen Instinkt gar nicht möglich wäre. Voraussetzung ist auch, dass der »Jäger« wirklich hungrig ist. Ein Tiger, der die letzte Gazelle noch nicht endgültig verdaut hat, ist viel zu träge und schwerfällig, um die nächste zu erlegen. Es ist auch keine Seltenheit, dass ein Tiger oft tagelang mit leerem Magen herumzieht – ganz ohne Nahrung. Wenn er schließlich eine kleine Herde

Gazellen aufgespürt hat, sich vorsichtig heranpirscht, um dann eine von ihnen anzufallen und auf der Stelle aufzufressen, ist dies eine instinktive, spontane Reaktion. Wahrscheinlich hat der Tiger die Gazelle zum Fressen gern – ähnlich wie die Möwe die Muschel.

Dieses Auffressen ist mehr als ein Schlemmen. Es ist im wahrsten Sinne des Wortes ein »Sicheinverleiben«. Diese Vereinigung zweier Tiere kann man als den »totalen Orgasmus« auffassen. Aus zwei Wesen entsteht ein neues: Der Tiger frisst nicht nur das Fleisch der Gazelle, sondern auch ihre Lebenskraft, wodurch etwas Gazellenhaftes in ihm weiterlebt.

Vielleicht lassen diese Ausführungen den falschen Eindruck entstehen, ich wollte das Fressen und Gefressenwerden verherrlichen. Es ist aber weder herrlich noch schrecklich, sondern innerhalb der Tierwelt ein kreatürlicher Verwandlungsprozess.

Zu Urzeiten, noch bevor das Feuer entdeckt wurde, war der Mensch ein Sammler, der durch die Wälder streifte und sich größtenteils von Beeren, Nüssen, Früchten und Wildgemüse ernährte. Seine Physiognomie verrät noch heute seine Herkunft und Abstammung von den Menschenaffen. Auch diese lebten damals wie heute hauptsächlich von pflanzlicher Kost. Der zivilisierte Mensch – auf seine Abstammung angesprochen – reagiert meist leicht pikiert. Trotzdem bestehen nicht zu leugnende Abstammungsmerkmale. Ein äußeres Anzeichen ist das Gebiss des Menschen, das auf Grund seiner ausgeprägten rechteckigen Mahlzähne für das »Zermahlen« von Getreide und anderer pflanzlicher Kost prädestiniert ist. Die Schneidezähne des Menschen sind nicht sonderlich ausgeprägt und mit den dreieckig geformten spitzen Reißzähnen eines Fleischfressers nicht zu vergleichen. Ein anderes, sehr entscheidendes Kriterium, das Aufschluss über die dem Menschen eigentümliche, kreatürliche Nahrung gibt, ist der Verdauungstrakt, insbesondere der Darm. Wissenschaftliche Untersuchungen haben ergeben, dass der Darmtrakt von Fleisch fressenden Tieren etwa der dreifachen Körperlänge entspricht, während der von Pflanzenfressern etwa die siebenfache Körperlänge erreicht. Der Mensch hat eindeutig den Darm eines Pflanzenfressers, der für die Verdauung von schnell faulendem toxischen Fleisch mindestens ebenso ungeeignet ist wie der kurze Darm eines Tigers für die Verdauung eines Frischkorn-Müslis.

Der Darmtrakt des Menschen ist also auf Grund seiner Länge optimal für die langsamen Zersetzungsprozesse von Getreide, Gemüse und Früchten. Der Mensch hat aber auch – im Gegensatz zu Fleischfressern – gut ausgebildete Speicheldrüsen. Sein Speichel ist alkalisch und enthält das für die Vorverdauung von Getreide wichtige Enzym Ptyalin. Auch die Magensäure, die bei Fleischfressern sehr viel Salzsäure enthält, ist beim Menschen etwa zehnmal geringer konzentriert.

Der Mensch ist also trotz anders lautender Behauptungen schon auf Grund seiner natürlichen Körpermerkmale weder ein Fleischfresser noch ein Allesfresser. Er ist einfach nicht geschaffen fürs Fleischessen, was auch die gesundheitlichen Gesichtspunkte im nächsten Kapitel belegen werden. Abgesehen davon braucht der Mensch auch gar kein Fleisch für sein körperliches Wohlbefinden. Der größte Teil der Menschheit hat während des größten Teils der Evolution vorwiegend oder rein vegetarisch gelebt, und der größte Teil ernährt sich auch noch heute so.

Dennoch, allen rationalen Argumenten zum Trotz, scheint dieses Sicheinverleiben von Tieren – oder besser: zerhackten Tierkadavern – für viele Menschen ein Genuss zu sein, den sie nicht missen möchten. In ein schönes, saftiges Stück Steak zu beißen ist für »eingefleischte« Gourmets mehr als ein Hochgenuss, es ist die wahre Lust. Wenn unter dem Druck der einstechenden Gabel das Blut heraustrieft, läuft passionierten Fleischfressern schon das Wasser im Mund zusammen – während sich mir, allein beim Schreiben dieser Zeilen, der Magen umdreht. Dabei handelt es sich doch nur um einen leblosen Körperteil eines längst erlösten Tieres. Warum also die Panik? Nun gut, ich selbst mag weder Frischfleisch noch andere verweste Delikatessen. Deshalb interessiert es mich umso mehr, was diesen Heißhunger auf ein saftiges Steak hervorruft und wodurch konkret die Lust bewirkt wird.

Möwen mögen Muscheln, sie haben diese kleinen glitschigen Wesen für ihr Leben zum Fressen gern und können es kaum erwarten, sie aus der harten Schale herauszubekommen. Eine Muschel wäre vermutlich – wie jedes andere Wesen – zu allem bereit, wenn sie dieses Gefressenwerden verhindern könnte. Doch es scheint offensichtlich ihr Karma oder Schicksal zu sein, von Möwen verschlungen zu werden und mit ihnen in die Lüfte aufzusteigen. Trotz aller Todesängste wäre mir als Muschel diese Art des Sterbens lieber als in einem Restaurant im kochenden Wasser zu enden und – mit anderen Leidensgenossen in einer Schale aufgetürmt – von zivilisierten Gourmets ausgelutscht zu werden.

Muscheln auszulutschen oder ein zartes Filetsteak zwischen den Zähnen zu spüren ist für viele Menschen eine Wollust, die süchtig macht. Aber auf der Suche nach einer Antwort, die Licht in das Dunkel menschlich-tierischer Essgelüste bringen würde, bekomme ich immer nur zu hören: »Mir schmeckt es eben.« Diese unbefriedigende Antwort entpuppt sich im weiteren Gesprächsverlauf meist als unaufrichtig und unreflektiert. Bei den meisten Fleischfressern scheinen die Gedanken wirklich nicht über den Tellerrand hinauszugehen. »Wenn ich esse, dann esse ich und denke nicht über das Essen nach. Oder willst du mir den Appetit verderben?« Diese oder ähnliche Worte ernte ich häufig als Reaktion auf meine vorsichtige, aber ernst gemeinte Anfrage. In den meisten Fällen ist aber – zu meiner eigenen Überraschung – im Unterton ein schlechtes Gewissen herauszuhören.

Also doch keine Wollust, kein tierisches Verlangen und auch kein Heißhunger, sondern Gewohnheit, Prestige und Gedankenlosigkeit spielen beim Fleischessen eine bedeutende Rolle. Dies mag zunächst ernüchternd klingen, wird aber umso verständlicher, wenn ich mir vorstelle, wie viele Menschen Currywurst, Big Mac oder Iglo-Fischstäbchen bevorzugen. Dank Ketchup, Mayonnaise und Senf ist die tierische Herkunft beim besten Willen nicht mehr zu erkennen. Nicht umsonst verkauft McDonald's weltweit pro Sekunde zweihundert Hamburger und hat bereits 1993 seinen 100 000 000 000 (in Worten: einhundertmilliardsten) verkauft! Schön verpackt in dem bekannten, fast schon legendären Weißmehlbrötchen bemerkt der eilige Kunde kaum noch, dass er Fleisch isst. Wenn das die Lösung sein soll: Guten Appetit! Bitte vergessen Sie nicht, dass für einen Hamburger sechs Quadratmeter Urwald in Weidefläche umgewandelt werden müssen und nicht mehr nachwachsen! Wenn diese und andere Umweltschäden mitberücksichtigt würden, betrüge der Preis für einen Hamburger nicht 4,99 Mark, sondern satte 300 Mark!

Du bist, was du isst

Der gesundheitliche Aspekt

»Fleischreiche Ernährung trägt zu den häufigsten Todesursachen, nämlich Herzkrankheiten, Schlaganfällen und bestimmten Krebsarten bei.«

Worldwatch Institut

Das Körperbewusstsein eines Mitteleuropäers ist nach zweitausend Jahren Christentum von dessen Einflüssen stark geprägt. Das christliche Weltbild, welches auf der Trennung von Körper, Geist und Seele basiert, ist in der ganzen abendländischen Kultur so verwurzelt, dass die Menschen auch heute vielfach unfähig sind, sich als Ganzes zu erfahren.

Diese illusorische Trennung schlägt sich im Umgang mit dem eigenen Körper sowie in der Beziehung zur Natur nieder. Sie äußert sich auch in unserem täglichen Sprachgebrauch. So sagt fast jeder: »Ich habe einen Körper«, und nicht: »Ich bin ein Körper.« Das erweckt den Anschein, als würden wir uns nicht mit uns identifizieren. Wir reden von »meinen Händen« und »meinem Bauch«, als wären sie nicht auch wir selbst, sondern würden außerhalb unseres Selbst liegen. Es scheint, also ob sich die meisten Menschen als ein ungefähr in der Mitte des Kopfes liegendes Etwas empfinden, an dem die übrigen Körperteile marionettenartig aufgehängt sind. Das, was wir als »Ich« oder »Ego« bezeichnen, ist das Herrschaftsprinzip, das von diesem Zentrum aus regiert und kontrolliert.

Diese Vorstellung ist nicht nur völlig wirklichkeitsfremd, sondern auch ungesund; denn sie bewirkt unbewusst eine Verachtung des eigenen Körpers. Der Mensch ist aber weder dreigeteilt noch von der Natur getrennt, sondern als Ganzes mit ihr verbunden. Vergleichbar mit den Zellen in unserem Körper ist der Mensch eine Zelle im Organismus Erde. Unsere Beziehung zur Natur besteht in einer wechselseitigen Abhängigkeit, die uns nur die Möglichkeit lässt, sie als unumstößliche Tatsache zu akzeptieren oder zu ignorieren. Letzteres bedeutet jedoch eine Missachtung natürlicher Gesetzmäßigkeiten, die notgedrungen eine Disharmonie zwischen Mensch und Natur zur Folge hat. Die Symptome einer derartigen widernatürlichen Lebensweise äußern sich zunächst in Unzufriedenheit und Depression und enden nicht selten in Krankheit und Tod. »Du bist, was du isst« mag zwar eine etwas krasse Vereinfachung sein, dennoch bringt die Symbolik dieser Worte die Sache auf den Punkt.

»Ein lebendiger Körper ist kein starres Ding, sondern ein fließender Vorgang, einer Flamme oder einem Strudel gleich: Nur die äußere Form ist konstant, die Substanz hingegen ein Energiestrom, der an einem Ende hinein- und am anderen Ende wieder hinaustritt. Wir sind bestimmte, vorübergehend erkennbare Bewegungsmuster in einem Strom, der in Form von Licht, Wärme, Luft, Wasser, Milch, Brot, Obst, Bier, Beef Stroganov, Kaviar und Pâté de foie gras in uns eingeht. Heraus geht er als Gas und Exkrement – und auch als Samen, Säugling, Rede, Politik, Handel, Krieg, Dichtung und Musik.« (Alan W. Watts: Was hält das Zeug. Beziehungen zwischen Mensch und Materie)

Unsere Nahrung ist neben der Atemluft unsere wichtigste Energiequelle, die uns nicht nur den Magen füllt, sondern uns durch die verschiedensten Vitalstoffe unmittelbar mit frischer

Lebenskraft versorgt. So ist es von der Natur vorgesehen, und so sollte es sein. Doch der Eingriff der industriellen Produktion in die Nahrungsmittelkette des Menschen hat jahrtausendealte Ernährungsgewohnheiten verdrängt. Mit Hilfe gigantischer Werbekampagnen wurden Produkte auf den Markt geworfen, die nicht nach gesundheitlichen Aspekten, sondern nach Gewinnoptimierung ausgewählt werden.

Diese Entwicklung hat uns ein mittlerweile unüberschaubares Spektrum an industriellen Nahrungsmitteln und Fertigprodukten beschert, die, mit immer größerem Energieaufwand produziert, zunehmend wertloser werden. Aus der Überforderung, die angesichts dieser wahnsinnigen Produktpalette beim Einkauf entsteht, hat sich eine Gleichgültigkeit bei der Nahrungsauswahl entwickelt. Vergleiche zwischen den einzelnen Nahrungsmitteln beschränken sich zum größten Teil auf den Preis und beziehen nur in Ausnahmefällen die Qualität mit ein. Während in den fünfziger Jahren für die Ernährung noch ein Drittel des Einkommens aufgebracht werden musste, beträgt der Anteil heute gerade noch etwa 13 Prozent!

Die meisten Menschen sind sich – zu ihrem eigenen Unglück – gar nicht mehr bewusst, was sie alles in sich hineinstopfen. Sie scheinen blindlings unseren Gesetzgebern zu vertrauen, in der stillen Hoffnung, dass das, was angeboten wird, kaum gesundheitsschädlich sein kann, da es ja sonst verboten wäre. Ein entsprechender gesetzlicher Schutz des Verbrauchers wäre bei der Vielfalt der Produkte zweifellos wünschenswert, er steht bis heute jedoch noch nicht einmal zur Diskussion. Gesundheitsgefährdende Hinweise beschränken sich lediglich auf einige gefährliche Medikamente und Zigaretten.

Die Tatsache, dass in einem der reichsten Länder der Erde

die ernährungsbedingten Zivilisationskrankheiten in den
letzten 35 Jahren rapide zugenommen haben, müsste den
gesunden Menschenverstand eigentlich zum Nachdenken an-
regen. Doch genau hier liegt der Hund begraben. Wenn die
Verantwortlichen einmal über unsere momentane Ernäh-
rungssituation nachdenken würden, müsste das Konsequenzen haben, die sich aber nicht realisieren ließen. Denn wenn
ein Produkt wegen gesundheitsgefährdender Wirkung verboten werden würde, müssten auch Tausende anderer Nahrungsmittel aus dem Verkehr gezogen werden. Da dies nicht
möglich zu sein scheint, begnügt man sich damit, wenigstens
auf den fertig abgepackten Nahrungsmitteln die Inhaltsstoffe
– wenn auch nicht alle – anzugeben. Diese Listen auf den Ver-
packungen lesen sich allerdings wie das Kleingedruckte auf
den Beipackzetteln gesetzlich geschützter Arzneimittel, weshalb der Normalverbraucher meistens damit nichts anfangen
kann.

Genau das wird offensichtlich auch bezweckt. Denn würden unseren Nahrungsmitteln zur Information des Verbrauchers die bei Medikamenten üblichen Beipackzettel beigelegt,
denen alle Stoffe mit den entsprechenden Wirkungen und Risiken zu entnehmen wären, würde ja ans Tageslicht kommen,
was die Hersteller mit allen Mitteln vermeiden wollen: die
ganze Palette an Farb- und Konservierungsstoffen, die den
Produkten das Aussehen verleiht, das sie ohne diese nicht
mehr hätten; Geschmacksverstärker, damit die Nahrungsmittel wenigstens nach irgendetwas schmecken; Verdickungs-
mittel, künstliche Süßstoffe, Antioxidationsmittel, Füllstoffe,
Geliermittel und und und …

Obwohl das noch längst nicht alle gebräuchlichen Zusätze
sind, geben die Beispiele einen kleinen Einblick, was mit der
täglichen Nahrung noch alles genossen wird. Die längsten Bei-

packzettel müssten dabei die Nahrungsmittel enthalten, die auch einen ganz entscheidenden Beitrag dazu leisten, dass wir mit unseren Zivilisationserkrankungen einen Spitzenplatz in der Welt anstreben: den Fleischprodukten.

Der stark angestiegene Verzehr von Fleisch, Fisch und Wurstwaren in den letzten 25 Jahren und die gleichzeitig exponenziell erhöhte Zunahme ernährungsbedingter Zivilisationskrankheiten sind für Experten längst kein Zufall mehr. Um die Essgewohnheiten des Menschen wirklich verstehen zu können, bedarf es jedoch einer ganzheitlichen Betrachtung, welche die letzte Phase menschlicher Evolution, angefangen von der Entdeckung des Feuers vor etwa 50 000 Jahren bis hinein ins 19. Jahrhundert, mit einbezieht. Da sich in diesem Zeitraum unser Nahrungsspektrum nur geringfügig verändert hat, können wir davon ausgehen, dass unsere Verdauungsorgane in Aufbau und Funktion dieser über Jahrtausende vorherrschenden Ernährungsweise optimal entsprechen. Denn erst als sich die Menschen von diesen alten Gewohnheiten lösten, tauchten viele bis dahin kaum bekannte Krankheiten auf.

In allen Kulturen war Getreide das Hauptnahrungsmittel: In Europa wurden vorwiegend Roggen, später Hafer und Weizen gegessen, im Mittleren Osten Gerste und Weizen, im Fernen Osten Reis, in Afrika Hirse und in Amerika Mais. Dazu gab es, je nach Wohlstand der Bevölkerung, Hülsenfrüchte, rohes Gemüse und Früchte. Nur hin und wieder konnten sich die Menschen tierische oder fermentierte Produkte leisten, die beide das Vitamin B^{12} enthalten. In den heißen Regionen der Erde herrschte ohnehin eine rein vegetarische Ernährung vor, da Fleisch bei Hitze leicht verdarb, während in kälteren Gegenden Nahrungsmittel tierischen Ursprungs in geringen Mengen verzehrt wurden. Fast ausschließlich von Fleisch ernährten sich nur die Eskimos, die in ihrem extremen Klima allerdings auch heute noch eine erheblich kürzere Lebenserwartung haben.

Wenn die meisten Menschen in unseren Breitengraden heute einmal ihren Speiseplan betrachten, werden sie vermutlich kaum noch etwas von dem entdecken können, was Jahrtausende die Basis der menschlichen Ernährung bildete. Getreide ist – außer zu Brot oder Nudeln verarbeitet – kaum noch zu finden, frisches Obst und Gemüse haben einen verschwindend geringen Anteil, während der überwiegende Rest aus Fleisch, Fisch, Wurstwaren und anderen tierischen Produkten besteht. Die gesundheitlichen Folgen des Fleischverzehrs werden also noch verstärkt durch die allgemeine Denaturierung unserer Nahrung.

Der Rinderwahnsinn hat das Thema Fleisch und Gesundheit wieder neu belebt und einer breiten Öffentlichkeit einmal mehr die damit verbundenen Risiken aufgezeigt. Wachstumsfördernde Hormone und Antibiotika-Rückstände im Fleisch riefen in der Bevölkerung immer wieder Empörung und Verärgerung hervor, und sowohl die Fleischerinnung als auch die Fleischlobby (CMA) haben nun alle Mühe, mit groß angelegten Werbekampagnen ihre Kunden bei der Stange zu halten. Die Risiken und gesundheitlichen Folgen der BSE-Seuche sind bereits im ersten Kapitel dargestellt worden. Die Antibiotika- und Hormon-Skandale der letzten Zeit sind jedoch auch nur die Spitze des Eisbergs. Der weitaus größte Teil negativer Begleiterscheinungen durch den Fleischverzehr wird bedauerlicherweise nicht in den Nachrichten gesendet und ist den meisten Menschen immer noch unbekannt.

Fleischgenuss ist zu einem unwägbaren Risikofaktor geworden und führt langfristig zu den unterschiedlichsten Erkrankungen. Da das Spektrum der krankheitsauslösenden Ur-

sachen sehr breit gefächert ist und die einzelnen Zusammenhänge oft sehr komplex sind, möchte ich die ganze Palette an
Zusätzen, von der Aufzucht der Tiere bis zur Konservierung
der fertigen Fleischwaren, erst einmal außer Acht lassen und
so tun, als wären die Tiere gesund und glücklich.

Wenn Sie sich ein »schönes Stück« Fleisch einverleiben,
was essen Sie da? Natürlich wählen Sie irgendeinen von Ihnen
bevorzugten Körperteil eines bestimmten Tieres – oder unter
Umständen auch das ganze Tier, wenn es sich um Fische, Frö-
sche, Vögel oder andere kleinere Lebewesen handelt. Das Tier,
welches auch immer es sein mag, ist selbstverständlich tot. Es
zappelt nicht mehr auf Ihrem Teller, sodass Sie es ohne große
Mühe – abgesehen vom Herauspulen der Gräten und Ab-
knabbern der Knochen, das ja nicht selten als Genuss empfunden wird – mit Messer und Gabel in mundgerechte Stücke
schneiden und sich in aller Ruhe zu Gemüte führen können.
Doch die Ruhe beim Leichenschmaus täuscht. Denn abgesehen davon, dass das Tier in den meisten Fällen nicht mehr
frisch erlegt wurde, sondern bereits mehrere Tage, Wochen
oder gar Monate tot ist, setzt bekanntlich bei jedem Lebewesen mit dem Tod ein Verwesungsprozess ein, der unzählige
Fäulnisbakterien zum Leben erweckt und auch durch die
modernste Konservierung nicht aufgehalten, sondern lediglich verlangsamt werden kann.

Auch wenn Sie sich, durch die frischrote Farbe getäuscht,
dessen nicht bewusst sind, so essen Sie dennoch mit jedem
Bissen ein Stück Kadaver, der es im wahrsten Sinne des Wortes in sich hat. Wenn auch das Tier nicht mehr schreien kann,
nehmen Sie dennoch seine Todesangst in Form von Adrenalin
in sich auf. Wenn Adrenalin, das der menschliche Körper in
Angst- und Stresssituationen auch selbst produziert, zusätzlich über die Nahrung aufgenommen wird, fördert es im

Menschen die Gemütsreaktionen Angst, Stress, Nervosität und Aggression. Starke Fleischesser sind im Gegensatz zu Vegetariern daher oft »bissiger« und fahren besonders schnell aus der Haut.

Ob Sie nun auf junge Froschschenkel Appetit haben, in magere Rinderfilets oder lieber in eine saftige Weihnachtsgans beißen, Adrenalin ist ebenso unsichtbar wie die Millionen Fäulnisbazillen immer mit dabei. Da der Mensch auf Grund seiner Anatomie nicht zum Fleischfresser prädestiniert ist, macht ihm das Aas – zunächst unbemerkt – besonders zu schaffen. Wie bereits im letzten Kapitel erwähnt, hat der Mensch den typisch langen Darm eines Pflanzenfressers und im Vergleich zu Fleischfressern eine relativ schwach konzentrierte Magensäure. Raubtiere zersetzen ihre gerissene Beute durch die Salzsäure in ihrem Magen spielend und scheiden die Kadaverfetzen durch den kurzen Darm schnell wieder aus. Der menschliche Körper bietet den Fäulnisbazillen dagegen einen idealen Nährboden zur schnellen Vermehrung.

Der natürliche Vorgang, dass Tierzellen sehr schnell absterben, sobald sie nicht mehr mit Blut versorgt werden, wird für den Fleisch fressenden Menschen zum Trojanischen Pferd. Noch während er sich seiner »Schweinereien« erfreut, holt er sich unbemerkt die ärgsten Feinde in seinen Körper, die ihm in Form von Bazillen das Leben zunehmend schwerer machen.

Bei der Verwesung zerfällt das Fleisch in die stickstoffhaltigen Fleischbasen Xanthin, Kreatin und Sarkin, die bei ihrer Auflösung im menschlichen Körper die verschiedensten Zersetzungsgifte bilden. Bei den aus Xanthin entstehenden Giften liegt eine chemische Verwandtschaft zu Koffein und Nikotin vor, woraus sich auch die Suchterscheinungen bei Fleischessern ableiten lassen. Schlacken – das sind Abfallprodukte, die beim Stoffwechsel anfallen – sind ebenfalls im Fleisch enthalten. Sie wandeln sich mit der Zeit in immer giftigere Substanzen und belasten den Stoffwechsel des Menschen noch stärker. Hierzu zählt auch die Harnsäure, die nach dem Fleischverzehr nicht vollständig wieder ausgeschieden, sondern unter Umständen auch im Körpergewebe gespeichert wird. Daraus bilden sich dann so genannte Harnsäurelager im Gewebe. Im akuten Anfall kristallisiert die gespeicherte Harnsäure in den betroffenen Gelenken aus und bewirkt die gefürchtete und schmerzhafte akute Gicht. Die Erkrankungen des Rheumatischen Formenkreises sind oft auf ähnliche Weise eine Folgeerscheinung hohen Fleischkonsums. In der Bundesrepublik gibt es mittlerweile über zehn Millionen Rheumatiker!

Mittlerweile gilt es als erwiesen, dass rheumatische Erkrankungen in einem direkten Zusammenhang mit unserer denaturierten Nahrung und dem hohen Verzehr von Fleisch und anderen tierischen Produkten stehen. Bei vorwiegend vegetarisch lebenden Völkern sind diese Krankheiten kaum bekannt.

Die wohl bekannteste Substanz, die im Zusammenhang mit Fleisch, Fisch und Eiern am meisten zitiert wird, ist das Cholesterin. Ein erhöhter Cholesterinspiegel fördert bekanntlich die Entstehung von Arteriosklerose und Herzkrankheiten. Obwohl amerikanische Wissenschaftler bereits Anfang der sechziger Jahre diesen Zusammenhang festgestellt haben, ist die Zahl der Herzkrankheiten seitdem stetig gestiegen. Nach neuesten Erkenntnissen sind tierische Nahrungsmittel allerdings nur indirekt an der Erhöhung des Cholesterinspiegels beteiligt. Obwohl die durchschnittliche Cholesterinaufnahme über die Nahrung bei uns im Durchschnitt etwa doppelt so hoch ist wie pro Tag erforderlich, ist die Ursache eines überhöhten Cholesterinspiegels in erster Linie ein mangelhaft funktionierender Stoffwechsel – der allerdings wiederum die Folge einer generellen Fehlernährung ist. Hauptsächlich sind es die isolierten Kohlenhydrate des Fabrikzuckers und der Auszugsmehle, welche die Stoffwechselstörungen bewirken und dazu führen, dass überschüssiges Cholesterin im Körper nicht abgebaut werden kann. Cholesterin lagert sich in den Arterienwänden ab und behindert somit den Blutzufluss zum Herzen. Dies hat meist einen Bluthochdruck zur Folge, der das Risiko eines Herzinfarktes oder Schlaganfalls beträchtlich erhöht.

Eine Ernährung, die auf Fleisch, Fisch und Eiern basiert und durch eine aus Fabriknahrungsmitteln bestehende vitalstoffarme Nullwertkost ergänzt wird, bildet also einen besonders fruchtbaren Nährboden für alle erdenklichen Zivilisationskrankheiten. Wie am Beispiel des Cholesterins deutlich wird, werden die ohnehin schon gesundheitsgefährlichen Folgen des Fleisch- und Eierkonsums durch eine mangelhafte Zusatzkost noch potenziert. Da diese anderen Nahrungsmittel in den meisten Fällen als Ergänzung zur fleischhaltigen Kost genossen werden, ist es nicht weiter verwunderlich, dass die ernährungsbedingten Zivilisationskrankheiten zunehmen.

Wie die bisherigen Ausführungen gezeigt haben, birgt bereits der Genuss von gesunden Tieren genügend Risiken in sich, eine Vielzahl von Krankheiten hervorzurufen und somit das Leben nicht nur erheblich zu erschweren, sondern unter Umständen auch drastisch zu verkürzen.

Gesunde Tiere gibt es jedoch kaum noch. Die fortschreitende Umweltbelastung durch unzählige Schadstoffe hat auch die letzten »freien« Tiere in Wald und Flur nicht verschont, was besonders nach der Katastrophe von Tschernobyl deutlich wurde. Ein Großteil des Wildbestands musste notgeschlachtet werden, da die Tiere stark verstrahlt waren. Übrigens jetzt von Fleisch auf Fisch »umzusteigen« ist sowohl gesundheitlich als auch ökologisch unsinnig. Auf Grund der stark gestiegenen Nachfrage und der daraus resultierenden Überfischung der Meere gibt es immer mehr Zuchtfische, die auch mit Tiermehl gefüttert werden – ab jetzt sogar noch verstärkt, da dies ja nicht mehr an Rinder verfüttert werden darf.

Wild ist ohnehin zur Ausnahme geworden und taucht bei den unvorstellbaren Fleischbergen (allein für McDonald's Deutschland werden pro Tag über fünfhundert Rinder durch den Fleischwolf gedreht!), die Jahr für Jahr verschlungen werden, in den Statistiken schon gar nicht mehr auf.

Die Tiere der Begierde sind längst nicht so wild und stark, wie viele Menschen immer noch glauben. Zügellose Freiheit und kaum zu bändigende Lebenskraft haben nur noch die Rinder in den Marlboro-Werbespots. Die Tiere, die den weitaus größten Anteil der Fleischproduktion ausmachen, können sich ein solch märchenhaftes Dasein vermutlich kaum noch erträumen. Eingepfercht in engen Boxen, werden sie mit Spezialfutter gemästet und wachstumsfördernden Präparaten voll gepumpt. Um den Wettlauf, innerhalb kürzester Zeit das Schlachtgewicht zu erreichen, zu überleben, erhalten sie schon zusammen mit dem Futter Leistungsförderer wie das in die Schlagzeilen geratene Tiermehl und prophylaktische Medikamente. Hierzu zählen insbesondere Antibiotika, Psychopharmaka und Östrogene.

Das Lieblingstier der Deutschen (beziehungsweise das Tier, das sie bevorzugt verspeisen) ist nach wie vor das Schwein – allerdings zum Unglück der Fleisch fressenden Mehrheit; denn Schweine sind überaus sensible Tiere und für die Massentierhaltung eigentlich ungeeignet. Doch die Pharmaindus-

trie macht's möglich. In einem halben Jahr sind die armen
Schweine schlachtreif und entsprechen den Normvorstellun-
gen bundesdeutscher Konsumenten. Allerdings sind trotz der
Medikamentengaben Krankheiten wie die aktuell grassieren-
de Maul- und Klauenseuche immer schwerer in den Griff zu
bekommen.

Der wirkliche Preis für solch ein mageres Stück Fleisch beträgt ein Vielfaches von dem, der an der Kasse bezahlt wird.
Damit das Fleisch der gewünschten Norm entspricht, muss
bereits das Wachstum der Tiere mit den erwähnten pharma-
zeutischen Hilfsmitteln beeinflusst werden. Ohne diese Prä-
parate würde die moderne Massentierhaltung gar nicht funk-
tionieren, da die Tiere wegen der extremen Stresssituation
reihenweise umkippen würden. Den eigentlichen Preis für
den »Luxus« Fleisch zahlen wir schließlich alle mit unseren
Krankenkassenbeiträgen und Steuergeldern, von denen die
Aufwendungen für das Gesundheitswesen, die jährlich über
zweihundert Milliarden Mark betragen, zum großen Teil finanziert werden.

Die bereits erwähnten gesundheitsgefährdenden Risiken,
die der Fleischverzehr birgt, werden durch die vielen Zusatz-
stoffe, die von der Aufzucht der Tiere bis hin zum frischroten
Schnitzel in den gut ausgeleuchteten Tiefkühlregalen dem
Fleisch beigegeben werden, noch verstärkt. Eine beliebte Me-
dikamentengruppe, ohne welche die moderne Massentierhaltung gar nicht mehr denkbar wäre, sind Antibiotika. Diese
keimhemmenden Arzneimittel, die – zu Anfang dieses Jahres
erneut in die Schlagzeilen – tonnenweise gleich unter das Futter gemischt werden, sollen Infektionskrankheiten vorbeugen
und eine gesteigerte Mastleistung sowie eine verbesserte Fut-
terverwertung gewährleisten. Der großzügige Einsatz von
Antibiotika hat nun dazu geführt, dass in Fleisch, aber auch in

Fisch und Eiern zunehmend mehr Rückstände davon nachweisbar sind, die durch den Verzehr in den menschlichen Organismus gelangen.

Natürlich kann den Antibiotika durch ihre keimtötende
Eigenschaft auch beim Menschen in Krankheitsfällen eine begrenzte Nützlichkeit nicht abgesprochen werden. Sie werden
leider nur von den modernen steril-fetischistischen Schulme-
dizinern viel zu leichtfertig eingesetzt. Antibiotika haben
nämlich den entscheidenden Nachteil, dass sich ihr keimtö-
tender Effekt bei falscher Anwendung umkehrt. Zu frühzeiti-
ges Absetzen oder zu häufig wiederholte Anwendung kann
zu einer Resistenz der zu bekämpfenden Erreger gegen das
Antibiotikum führen.

Da durch den Verzehr tierischer Produkte permanent ge-
ringe Mengen antibiotischer Rückstände in den menschlichen
Organismus gelangen, ist es nicht weiter verwunderlich, dass
in letzter Zeit sowohl bei Erwachsenen als auch bei Kindern
eine zunehmende Resistenz gegen Antibiotika festgestellt
wird. Das hat zur Folge, dass die Medikamente, die bislang bei
Infektionskrankheiten mit Erfolg verabreicht wurden, zunehmend unwirksamer werden.

Die Spätschäden durch die mit den täglichen Mahlzeiten
in homöopathischen Dosen eingenommenen Antibiotika sind
noch weitgehend unerforscht. Als unumstritten gilt jedoch,
dass dadurch langfristig das körpereigene Immunsystem ge-
schwächt wird – was meine persönliche Vermutung bestätigt,
dass wir nicht an mangelnder Sterilität unserer Umwelt zu
Grunde gehen, sondern durch die rapide abnehmenden Ab-
wehrkräfte unseres eigenen Organismus.

Neben den Antibiotika gibt es zwei weitere Mittel, die in
der Massentierhaltung eigentlich verboten sind, deren Einsatz
sich aber dennoch lohnt, da sie relativ schwer nachweisbar

sind: Psychopharmaka und Östrogene. Besonders Psychopharmaka übernehmen bei den heutigen Tierzuchtmethoden
eine wichtige Funktion: Sie sollen die armen Schweine in den
engen Boxen beruhigen. Ohne die beruhigende Spritze würden sich diese besonders stressanfälligen Tiere gegenseitig
totbeißen. Das gilt vor allem für ihren letzten Weg: Trotz des
illegalen Einsatzes von Beruhigungsmitteln sterben in der
Bundesrepublik jährlich über eine Million Schweine auf dem
Transport zu den Schlachthöfen.

Die verabreichten Psychopharmaka sind bereits nach 24
Stunden nicht mehr nachweisbar – was nicht etwa bedeutet,
dass sie sich in Nichts aufgelöst haben. Man begnügt sich,
ganz im Interesse der Branche, damit, dass sie nicht mehr
nachweisbar sind.

Östrogene sind vorwiegend weibliche Sexualhormone, die
hauptsächlich zur Förderung des Muskelwachstums der
Tiere eingesetzt werden. Ihre Verabreichung an Tiere ist zwar
ebenfalls untersagt, eine exakte Kontrolle ist jedoch ausge-
schlossen, da, sobald Östrogenrückstände nachgewiesen werden, der »graue« Pharmamarkt für modifizierten Nachschub
sorgt. Diese neuen hormonähnlichen Stoffe sind bereits durch
geringfügige Veränderungen nicht mehr nachweisbar. Da die
privaten Pharmaexperten mindestens so einfallsreich sind wie
ihre staatsdienenden Kollegen, werden auch in Zukunft zu-
verlässige Kontrollmöglichkeiten kaum zu erwarten sein. Dies
scheint niemanden weiter zu bekümmern – zumindest solange
keine Aufsehen erregenden Meldungen über neu entdeckte
Rückstände oder wissenschaftlich erwiesene Gesundheitsge-
fährdung durch die Medien verbreitet werden.

Durch jahrelange Untersuchungen konnten zwar Zusammenhänge zwischen Fleischverzehr und immer wieder
auftretenden Krankheiten beobachtet und auch wissenschaft-

lich untermauert werden. Dies genügte jedoch nicht, um den Gesetzgeber zu einschneidenden Maßnahmen zu drängen. Auf Grund der Aufzeichnungen über Erkrankungen, die sich seit dem Ende des Zweiten Weltkriegs auffällig häufen, wird die toxische Wirkung von Fleisch auf den menschlichen Organismus besonders deutlich. Da in den Kriegsjahren die Fleischproduktion fast völlig zum Erliegen kam, mussten die Menschen notgedrungen ihre Ernährung auf eine pflanzliche Kost umstellen. Diese fast vegetarische Ernährung dominierte auch noch in den Hungerjahren nach dem Krieg. Kaum jemand konnte sich richtig satt essen – und dennoch waren die Menschen zu dieser Zeit trotz Elend und Armut zum Erstaunen vieler Fleischfetischisten gesünder als heute. Diese Tatsache hat sich mir auch durch persönliche Gespräche mit Menschen, die diese Jahre auf die unterschiedlichste Art und Weise miterlebt haben, bestätigt. Unabhängig voneinander gab es meist einen gemeinsamen Tenor: »Diese Krankheiten kannten wir damals gar nicht.« Gemeint waren Entzündungen des Blinddarms und der Gallenblase, die verschiedensten Hauterkrankungen wie Ekzeme und Abszesse sowie das große Spektrum »moderner« Allergien. Nicht unerwähnt blieb die heute wohl schwerwiegendste Krankheit, deren Häufigkeit bereits Seuchencharakter aufweist: Krebs. Zu diesem Ergebnis kommt auch eine prospektive epidemiologische Studie unter Vegetariern in der Bundesrepublik Deutschland, die über einen Zeitraum von elf Jahren im Deutschen Krebsforschungszentrum in Heidelberg durchgeführt wurde. Grundlage sind Befragungen und Untersuchungen von insgesamt 1904 vegetarisch lebenden Personen – 858 Männern und 1046 Frauen – aus der Bundesrepublik. Fazit: Vegetarier leben länger als Menschen mit herkömmlichen Lebens- und Essgewohnheiten. Bei Vegetariern lag das Gesamtmortalitätsrisiko

etwa nur halb so hoch im Vergleich zu den erwarteten Sterbe-
zahlen aus der Normalbevölkerung! Sie sterben seltener an
Herz-Kreislauf-Erkrankungen und Krebs.

Eine zweite Langzeituntersuchung läuft seit 1983 am Institut für Ernährungswissenschaften der Universität Gießen
und dokumentiert die Ernährungsgewohnheiten vegetarisch
lebender Menschen. Studienziel ist herauszufinden, wie sich
diese Ernährungsform in der Gesundheit niederschlägt. Interessant ist daneben, dass nur die wenigsten Vegetarier ihre
Ernährungseinstellung von den Eltern übernommen haben.
Die meisten sind so genannte Lacto-Ovo-Vegetarier, die kein
Fleisch, keine Fleischprodukte und keinen Fisch essen und
ihre Ernährungsgewohnheiten aus gesundheitlichen Gründen
(78 Prozent) und/oder ethischen Motiven (69 Prozent) umge-
stellt haben. Immerhin spielt der ökologische Aspekt (zunehmende Umweltbelastung durch Massentierhaltung, Rodung
der Urwälder für Weideflächen) bei 34 Prozent eine Rolle. 28
Prozent der Studienteilnehmer haben aus ästhetischen Gründen (sich nicht mehr mit toten Tieren konfrontieren zu müssen) ihre Ernährung geändert. Hierbei waren Mehrfachnen-
nungen möglich.

Die erste große Vegetarier-Studie wurde bereits 1959/60 in
Kalifornien an einem Kollektiv von 24 538 »Siebenter Tag
Adventisten« durchgeführt. Schon bei dieser Studie zeigte sich
deutlich ein vermindertes Risiko für Herz-Kreislauf- und
Tumor-Erkrankungen. Eine weitere Studie unter Adventisten,
die »7th-Day-Adventist's Health Study«, lief von 1976 bis
1980. Die Ergebnisse dieser Studie haben eine besonders hohe
Aussagekraft, da es sich um eine relativ homogene Kohorte
mit nahezu gleichen Lebensgewohnheiten handelte. So gab es
unter den 34 198 Probanden, die über durchschnittlich zwölf
Jahre beobachtet wurden, kaum Personen, die rauchten oder

Alkohol konsumierten. Bei der Auswertung anderer Studien ist es erforderlich, diese Kofaktoren, welche die Mortalität beeinflussen, herauszurechnen, was meist Ungenauigkeiten zur Folge hat. Die Aussagen dieser Studie bedürfen kaum noch einer Erklärung: Das Kolonkarzinom-Risiko (Dickdarmkrebs) lag bei Fleischessern um 88 Prozent höher als im Vergleich zu den Vegetariern! Ähnliche Ergebnisse gab es bei Brust- und Prostata-Krebs (25 Prozent beziehungsweise 54 Prozent). Diabetes mellitus und Bluthochdruck traten bei Fleischessern sogar doppelt so häufig auf.

Neben diesen erwähnten Untersuchungen gibt es noch eine Reihe anderer, wie beispielsweise die Oxford-Studie, die alle im Wesentlichen zu ähnlichen Ergebnissen kommen.

Die erzielbaren Erfolge einer Ernährungsumstellung von fleischhaltiger Nahrung auf vorwiegend vegetarische Kost wird an dem unfreiwilligen Massenexperiment der mageren Nachkriegsjahre deutlich, die offensichtlich einer ganzen Nation zu Gesundheit und Wohlbefinden verholfen haben.

Die Umkehrung zeigt allerdings, wie ein zunehmender Fleischverzehr eine ganze Kette von Krankheiten nach sich zieht. Besonders die erwähnten Krankheiten haben in den letzten 30 Jahren zum Teil sogar exponenziell zugenommen.

Der erschreckende Anstieg von Krebserkrankungen an Magen, Darm, Speiseröhre, Brust und Gebärmutter weist unverkennbar auf einen direkten Zusammenhang zum zunehmenden Fleischverzehr. Besonders signifikant ist die unterschiedliche Erkrankungshäufigkeit an Dickdarmkrebs, welcher bei Pflanzenessern nur sehr selten vorkommt. Diese Tatsache erklären sich Ernährungswissenschaftler dadurch, dass der Mensch auf Grund seiner Anatomie nicht die für den Fleischverzehr erforderlichen Voraussetzungen aufweist. Ausschlaggebend dafür sind der Aufbau und die Beschaffenheit

seiner inneren Organe, insbesondere des Verdauungsappa-
rats. Wie bereits im letzten Kapitel erwähnt, hat der Mensch
den langen Darm eines Pflanzenfressers, der für die Verdauung von Kadavern, die Millionen Fäulnisbazillen enthalten,
völlig ungeeignet ist. Länderübergreifende Untersuchungen
kommen übrigens zu einem ähnlichen Ergebnis: Kulturen mit
hohem Fleischkonsum weisen (im Gegensatz zu Kulturen mit
vorwiegend oder rein vegetarischer Ernährungsgewohnheiten) hohe Krebsraten auf.

Natürlich kann die Entstehung von Krebs nicht nur auf
Fleischverzehr zurückgeführt werden. Kaum eine Krankheit
hat nur eine einzige Ursache. Vielmehr wirken dabei immer
mehrere ungünstige Einflüsse zusammen, die verstärkt
psychosomatisch mitbedingt sind. Dennoch zeigen sich in der
ganzheitlichen Krebstherapie deutlich bessere Heilerfolge,
wenn die Patienten ihren Körper durch reinigendes Fasten
entschlacken und anschließend ihre Ernährung auf eine
fleischlose Kost umstellen. Sogar die renommierte American
Cancer Society empfiehlt in ihren Leitlinien zur Krebspräven-
tion: vegetarische Lebensmittel bevorzugen!

Große Heilungschancen sind bei den immer häufiger auftretenden Allergien gegeben. Insbesondere Psoriasis (Schup-
penflechte), Neurodermitis und Heuschnupfen sind stark
ernährungsbedingt und mit einer tierisch eiweißfreien, reiz-
stoffarmen Vollwertkost heilbar oder zumindest zu mildern.
Diese allergischen Erkrankungen basieren alle auf der land-
läufigen Fehlannahme, tierische Produkte seien auf Grund
der darin enthaltenen Proteine so wichtig für den menschlichen Körper. Das dem nicht so ist, zeigte Dr. Colin Camp-
bell von der Cornell University in seiner groß angelegten
China-Studie, die 1990 veröffentlicht wurde. Dabei wurde
die Lebens- und Ernährungsweise von 8 000 Chinesen der

westlichen gegenübergestellt. Das Ergebnis: Während die US-Amerikaner etwa ein Drittel mehr Eiweiß zu sich nehmen als die Chinesen und deren tierischer Eiweißanteil bei 70 Prozent liegt, enthält der chinesische Speiseplan nur ganze sieben Prozent tierisches Eiweiß! Das Fazit der Studie ist so überraschend wie unmissverständlich: Je höher der tierische Eiweißanteil in der Ernährung, desto häufiger treten Krankheiten auf, wie Herz-Kreislauf-Versagen, Krebs und Diabetes mellitus. Die westliche fett- und eiweißreiche Ernährung scheint besonders Frauen zu gefährden: Bei amerikanischen Mädchen wurde eine um drei bis sechs Jahre eher einsetzende Menstruation als bei den chinesischen Mädchen beobachtet. Eine früh einsetzende Regelblutung gilt als Risikofaktor für Brustkrebs und verschiedene Krebsarten im Unterleib – die bei chinesischen Frauen übrigens überhaupt nicht registriert werden konnten.

Die Annahme, tierisches Eiweiß ist notwendig für den menschlichen Körper und Milch ist wegen des hohen Kalziumanteils so gut für die Knochen, ist einer der am weitesten verbreitete Irrglauben unserer Zeit. Osteoporose ist in China nahezu unbekannt, und das, obwohl die Chinesen im Durchschnitt nur halb so viel Kalzium aufnehmen und dieses zum überwiegenden Teil aus pflanzlicher Nahrung! Die weiteste Verbreitung von Osteoporose ist genau in den Ländern anzutreffen, in denen am meisten tierisches Eiweiß konsumiert wird: namentlich in den USA, in Finnland, Schweden und Großbritannien. (Quelle: »8 000 Chinesen als vegetarische Kronzeugen«, in »Die Tageszeitung« vom 27.06.1990)

Auf Grund massiver Werbekampagnen der deutschen Fleischlobby, der »Centralen Marketing Gesellschaft Agrar« (CMA), lebt auch hier zu Lande der weitaus größte Teil unserer Bevölkerung in dem Glauben, Eier hätten einen hohen

Nährwert, Fisch sei besonders leicht verdaulich und Fleisch
sei der Energiespender schlechthin. Die Menschen haben sich
an die animalische Kost gewöhnt und vertrauen den großflä-
chigen Plakaten, auf denen gesunde, glückliche Kühe im Son-
nenschein auf einer völlig intakten Bergalm weiden – wenn
das nicht gesund ist?

Im Gegensatz zu dieser weit verbreiteten Auffassung
scheint sich der menschliche Körper offensichtlich gar nicht
an die tierische Kost gewöhnen zu wollen, was statistisch
durch den rapiden Anstieg fast aller Krankheiten deutlich
wird und von jedem Einzelnen an seinem eigenen Wohlbefinden überprüfbar ist. Selbst Ernährungsexperten, die eher die
Fleisch verzehrende Mehrheit vertreten, mussten eingestehen,
dass in den letzten Jahren eine Überbewertung tierischer Proteine proklamiert worden sei. Während noch vor 20 Jahren
150 g Eiweiß pro Tag empfohlen wurden, werden heute etwa
40 g Eiweiß pro Tag als völlig ausreichend betrachtet. Zuver-
lässige Untersuchungen haben nämlich ergeben, dass zu viel
konsumiertes Eiweiß vom Körper gar nicht umgewandelt
werden kann. Die nicht verwerteten Eiweißreste führen zu
unliebsamen Ablagerungen und dienen den Fäulnisbazillen –
besonders im Darm – als Nahrung, wodurch diese sich noch
schneller vermehren und zum Gefahrenherd für die verschiedensten Erkrankungen werden. Da das tierische Eiweiß zum
größten Teil gekocht oder konserviert genossen wird, somit
aber denaturiert ist, wird das pflanzliche Eiweiß, das besonders in frischer Rohkost unverändert enthalten ist, von
zunehmend mehr Ernährungsexperten als gesünder und
leichter verdaulich beurteilt.

Dieses Kapitel erhebt nicht den Anspruch auf Vollständig-
keit. Im Gegenteil. Ich könnte noch eine Reihe anderer Gründe anführen, die, allein auf den gesundheitlichen Aspekt bezo-

gen, alle für eine vegetarische Ernährung plädieren würden. Bei vielen Menschen, die ihre Ernährung auf eine pflanzliche Kost umstellen, mögen rationale Argumente ausschlaggebend sein, der weitaus größere Teil muss scheinbar durch körperliche Leiden erst dahin gedrängt werden. Während Argumente vom Verstand abgewogen und auch verdrängt werden können, sind Schmerzen einfach am ganzen Körper unmittelbar spürbar. Es ist eben schön, wenn der Schmerz nachlässt.

Ehrfurcht vor dem Leben

Der ethische Aspekt

» Wahrlich ist der Mensch der König aller Tiere,
denn seine Grausamkeit übertrifft die ihrige.
Wir leben vom Tode anderer.
Wir sind wandelnde Grabstätten!«

Leonardo da Vinci

Irgendetwas existiert in jedem gesunden Menschen, das ihn eine Abscheu vor jeglichem Töten empfinden lässt. Töten ist fast immer mit Blutvergießen verbunden, und das scheint dem Menschen von Natur aus Angst und Unbehagen einzuflößen. Kinder, die noch nicht so verhärtet sind wie die meisten Erwachsenen, reagieren viel sensibler auf ihre Umwelt. Sie fürchten sich vor Blut, auch wenn es nur aus einer harmlosen Wunde am Knie rinnt.

Auch der Erwachsene spürt Unbehagen, wenn er mit Tod und Blut konfrontiert wird – obwohl er gut funktionierende Verdrängungsmechanismen besitzt, sich sein Unwohlsein nicht anmerken zu lassen. Doch wenn Sie einmal die Gesichter der Menschen am Fleischertresen und anschließend die Menschen im Gemüseladen betrachten, wird Ihnen der Unterschied auffallen. Auf der einen Seite Ekel erregende Verwesungsgerüche und Totenstimmung, auf der anderen Seite die köstliche Frische und Lebendigkeit der Natur. Zwei Welten, deren unterschiedliche Ausstrahlung sich in den Gesichtern der Menschen widerspiegelt.

Die Gesichtszüge und Augen sind ihrerseits ein Spiegelbild, welches das Innere des Menschen, seine Gedanken, Sehnsüchte und Empfindungen, reflektiert. In vielen Augen habe ich die Angst der zur Schlachtbank gezerrten Tiere wieder entdeckt. Es ist unvermeidbar und lässt sich nicht verbergen: Wer Fleisch ist, isst auch die Angst und den Hass der Tiere. Ohne Zweifel gehört eine ganze Portion Unbewusstheit dazu, vor dem Ursprung dessen, was da auf dem Teller fein säuberlich mit Messer und Gabel mundgerecht zerteilt wird, die Augen zu verschließen: Ich bin sicher, es funktioniert fast ausschließlich durch Verdrängung.

Sich einen reifen Apfel vom Baum zu pflücken oder eine Möhre aus der Erde zu ziehen kostet keinen Menschen Überwindung. Wenngleich auch Pflanzen lebendige, empfindsame Organismen sind, so sind sie dennoch dazu bestimmt, uns als Speise zu dienen. Wenn wir den reifen Apfel nicht ernten, fällt er von allein ins Gras und wird, wenn ihn keine Tiere fressen, als Bestandteil des Humus wieder zu Erde. Dasselbe gilt für die Möhre, wenn wir sie nicht rechtzeitig aus der Erde ziehen.

Ein Tier zu töten kostet jeden Menschen Überwindung – mit Ausnahme der Akkordhenker im Schlachthof vielleicht, deren Träume ich allerdings nicht teilen möchte. Einem anderen Wesen das Leben »auszuhauchen«, ist nicht mit dem Pflücken eines Apfels vergleichbar. Denn jedes Tier hat genau wie jeder Mensch ein Urbedürfnis zu leben, und wenn es den Tod im Nacken spürt, werden instinktiv alle Lebenskräfte mobilisiert. Wie klein auch immer das Tier sein mag und wie gering seine Chancen, es wird sich dennoch mit aller Kraft wehren. Kein Tier lässt sich widerstandslos töten; der Mensch muss immer Gewalt anwenden, wodurch ein Todeskampf, auch wenn er oft nur Sekunden dauert, unumgänglich wird.

Dieser blutige Gewaltakt widerstrebt dem natürlichen Empfinden des Menschen. Ich wage deshalb zu behaupten, dass erheblich weniger Fleisch gegessen würde, wenn sich jeder sein
Steak selbst »besorgen« müsste, und zwar direkt vom Ursprung, vom lebendigen Tier. Der wohl größte Teil der Menschen könnte keine Tiere töten oder würde zumindest keine
zwingende Notwendigkeit dafür sehen, solch eine Tat zu bege-
hen.

Dazu fällt mir folgende Geschichte von dem alten weisen
Bauern ein, der seinen Hof einem seiner beiden Söhne verer-
ben möchte. Um herauszufinden, welcher von beiden den Hof
in seinem Sinne am besten weiterführen würde, gibt er jedem
Sohn ein Huhn mit den Worten: »Geht hin und tötet es an
einem Ort, wo es niemand sieht!« Die beiden Söhne nehmen
das Huhn und ziehen in unterschiedliche Richtungen davon.
Doch schon bald kommt der erste zurück und legt dem Vater
stolz das getötete Huhn vor die Füße. Stunden vergehen, bis
endlich der andere Sohn mit gesenktem Kopf daherkommt. Er
ist sichtbar traurig in der festen Annahme, dass er den Hof
nicht erhalten wird. Das immer noch lebende Huhn in den
Armen sagt er zum Vater: »Vater, es war mir nicht möglich,
das Huhn zu töten. Überall, wo ich hinging und mich noch so
gut versteckte, das Huhn hätte es immer gesehen.«

Direkt mit dem lebendigen Tier konfrontiert, würden vermutlich die meisten Menschen – aus Ehrfurcht vor dem
Leben – auf ihr Stück Fleisch verzichten. Doch die Arbeits-
und Aufgabenteilung in unserer heutigen Gesellschaft machen es möglich, beim Durcheilen eines Discount-Markts das
tägliche Stück Fleisch, hygienisch in Cellofan verpackt, genauso in den Einkaufswagen zu legen wie die Tageszeitung.
So einfach ist das geworden – und verursacht noch nicht einmal blutige Hände. Da viele Leichenteile zudem bis zur Un-

kenntlichkeit bearbeitet werden, ist ihnen ihr Ursprung nicht mehr anzusehen. Damit verschwindet die Assoziation zum lebenden Tier, sodass nicht einmal das für den Fleischverzehr erforderliche Töten verdrängt zu werden braucht.

Die tägliche Gewohnheit, Hektik und Unbewusstheit verhelfen dazu, dass ein Stück Fleisch unerkannt, pikant gewürzt, in der Pfanne landet und mit Genuss in den Magen wandert, der auf diese Weise unbemerkt zum Friedhof unzähliger Tiere wird. Reuegefühle und Gewissenskonflikte treten nicht mehr zutage. Fleischessen ist zu einer scheinbar saubereren Sache geworden, der fensterlose Schlachthof ist in sicherer Entfernung: »Wie das da gemacht wird, möchte ich gar nicht wissen.« Schließlich hat jeder das Recht, ruhig zu schlafen. Doch es geschieht auch nachts. Es geschieht rund um die Uhr, auch während Sie schlafen, Stunde für Stunde, Minute für Minute – wie im Horrorfilm. Jede Sekunde werden Tiere mit Kettensägen barbarisch und kaltblütig hingerichtet – von Menschen, die des Namens kaum noch würdig sind, für Menschen, die mit ihrem unersättlichen Fleischkonsum diese grauenvolle Tötungsmaschinerie in Gang halten.

Auch Ihr Schnitzel stammt von einem der 110 000 (in Worten: einhundertundzehntausend) Schweine, die Tag für Tag (!) allein an bundesdeutschen Fließbändern der Fleischeslust zum Opfer fallen. Dazu kommen noch jeden Tag 40 000 Rinder und etwa zwei Tonnen Geflügel. Die riesige Menge wird Sie unter Umständen überraschen, dennoch sind Zahlen nicht im Stande, ein Gefühl dafür zu wecken, wofür sie stehen. Die Grausamkeit, die gut abgeschirmt hinter verschlossenen Türen längst zur täglichen Routine des tierischen Geschäfts geworden ist, lässt sich mit Worten kaum beschreiben.

Einschlägige Filme zu diesem Thema wie »Fleisch frisst Menschen« können da schon eher einen Eindruck vermitteln.

Auch die im Zusammenhang mit den jüngsten BSE-Skanda-
len im TV gezeigten Bilder haben einen kleinen Vorgeschmack gegeben. Noch empfehlenswerter und wirksamer ist
allerdings der Besuch eines Schlachthofes. Der Blick hinter
die Kulissen wird meist zu einem unvergesslichen Erlebnis
und zur heilsamen Erfahrung, die Sie auch hinterher bei
jedem Bissen Fleisch, falls Sie dann überhaupt noch einen
hinunterbekommen, wiederkäuen werden.

Doch eine solche Konfrontation versucht jeder Fleischesser
nach Möglichkeit zu vermeiden, da dies Gefühle aufwühlen
und eine innere Zerrissenheit auslösen würde. Mit vollem Bewusstsein Fleisch zu essen ist kaum möglich, zumindest nicht
mit Genuss. Gerade diesen möchte sich der Fleischesser bewahren. Da jedoch alles gegen einen Fleischverzehr spricht
und es keine plausiblen Gründe für eine Rechtfertigung des-
selben gibt, bleibt es meist beim: »Mir schmeckt es aber dennoch.«

   Diese hohle und verzweifelte Antwort demonstriert die
missliche Lage eines Außenseiters, obwohl dieser sich in der
überwiegenden Mehrheit befindet. »Auch wenn wir gar nicht
hoffen könnten, dass jemals alle Menschen zur vegetarischen
Lebensweise übergehen werden, hätte niemand deswegen das
Recht, Fleisch zu essen. Ein Unrecht bleibt auch dann ein Unrecht, wenn alle es verüben.« (Magnus Schwantje: »Vegetarisch leben«) Fleisch zu essen wird jedoch keineswegs als
etwas Unrechtes empfunden, sondern vielmehr als etwas völlig Selbstverständliches. Die Tatsache, die überwiegende
Mehrheit hinter sich zu haben, scheint in gewisser Weise zu
beruhigen. Sollte es wirklich Unrecht sein, Tiere zu töten, so
bleibt wenigstens der Trost, nicht der Einzige zu sein und
trotz allem nicht unter dem Durchschnitt zu liegen. Doch
stellen Sie sich vor, Sie sehen, wie fast alle Menschen ihr

Trinkwasser vergiften und die Natur zerstören. Ist das für Sie eine Motivation, genauso zu handeln?

»Mir schmeckt es aber dennoch«, ist die Einstellung eines Gleichgültigen, der auch dann nicht bereit ist, Einsicht zu zeigen und Verantwortung zu übernehmen, wenn das Leben eines ganzen Planeten auf dem Spiel steht. Dass dies nicht übertrieben ist, haben die ökologischen Aspekte und Zusammenhänge aufgezeigt. Wenn eine derartige Einsicht nicht von den Menschen in den so genannten Entwicklungsländern verlangt werden kann, so müsste sie zumindest jedem »zivilisierten« Wohlstandsbürger bekannt sein. Sich täglich zu BILDen ist mit Sicherheit gefährlich und nicht empfehlenswert. Zu wissen, was geschieht, und nicht zu handeln, ist jedoch verantwortungslos.

Der leidenschaftliche Fleischesser, dem es immer noch oder trotzdem schmeckt, obwohl er weiß, was er isst und was es bewirkt, sollte sich jedes Mal bewusst machen, wie viel Leid seine unstillbare Leidenschaft erzeugt. Die Leidtragenden sind in erster Linie die unzähligen Tiere und die armen Menschen in den »Entwicklungsländern«, die dem tierischen Genuss geopfert werden. Es war schon immer etwas teurer, einen besonderen Geschmack zu haben! So makaber das klingt, es spiegelt nur die Situation einer nicht zu rechtfertigenden Essgewohnheit wider, die das Leben auf unserem Planeten bestimmt.

Obwohl der Mensch nichts mehr fürchtet als den Tod, lebt er dennoch vom Tod anderer. Die tierische Ernährung bedingt ein unendliches Gemetzel: Töten und Getötetwerden. Unser Alltag ist eine einzige Schlacht geworden, in der die Mächtigsten diejenigen sind, die am wenigsten Skrupel und Respekt haben. Das tägliche Stück Fleisch gibt die erforderliche Kraft, immer weiter zu morden und den Tötungswahn nicht versiegen zu lassen. Die Opfer, die der Fleischverzehr unvermeidbar mit sich bringt, werden zunehmend größer und fragwürdiger. Natürliche Hindernisse wie mangelnde Flächen für Weiden und Futteranbau sowie zunehmende Bodenerosion und Trinkwasservergiftung, die wie ein Wink mit dem Zaunpfahl nach Einhalt gebieten, werden mit immer aufwändigeren und wahnsinnigeren Projekten umgangen.

Ein Ende des grausamen Spiels, dessen Blutspur die ganze Erde überzieht, ist nicht in Sicht. Doch unübersehbar ist, dass die vergewaltigte Natur auf die Zerstörungswut des Menschen zunehmend sensibler reagiert und unser auf widernatürlichen Gewohnheiten basierendes Leben durch plötzliche Erschütterungen immer schneller aus den Fugen hebt. Die Menschen, die mittlerweile die ganze Oberfläche des Planeten überwuchern, sind für die Erde gleichsam zu Blattläusen geworden, die an einem Tag über alle grünen Stängel, saftigen Blätter und Blüten einer einzigen Pflanze herfallen und sie aussaugen. Schon am nächsten Tag stehen an derselben Stelle nur noch ausgetrocknete, hohle Stängel, und nichts erinnert mehr an das saftige Grün einer fruchtbaren Pflanze. Doch mit der Fruchtbarkeit werden auch die Blattläuse verschwinden. Sie werden sich zu Tode fressen. Die Raubgier des Menschen hat längst die von Heuschrecken und Piranhas übertroffen, und seine Brutalität und Grausamkeit sind in der Natur ohnegleichen.

All dies ist der Ausdruck einer dekadenten Kultur, die sich auch zu Beginn dieses Jahrhunderts in fast allen Bereichen des menschlichen Lebens widerspiegelt und in den Industrienationen ihren Höhepunkt findet. Der zivilisierte Mensch, der in der Mehrzahl noch immer das Geld vergöttert und mit wirklichem Reichtum verwechselt, scheint auf seiner täglichen Jagd nach immer mehr materiellen Gütern jegliches

Empfinden für alles Lebendige verloren zu haben. Geistig verarmt, hat er die Kunst zu leben verlernt. Er kennt weder Ethik noch Ästhetik und versteht es nicht mehr, sich an dem zu erfreuen, was die Natur ihm bietet. Eine Forelle, die zwar tot, aber reichlich garniert auf einem Teller liegt, lässt das Herz vieler Zeitgenossen höher schlagen, als sie lebendig in einem klaren Bach zu beobachten. Sind die meisten von uns wirklich so verblendet, dass sie sich nur noch an Tieren erfreuen können, wenn sie leblos auf der Platte liegen oder ihr Fell den Körper einer Frau »schmückt«?

In der heutigen Zeit wird über Tier- und Umweltschutz viel geredet. Doch wenn es dann »zur Sache geht«, schmeckt auch den »Tierschützern« die Salami. Eine Gleichberechtigung der Tiere scheint wohl kaum in Aussicht zu sein; denn die meisten Tierliebhaber beißen genauso gern und ungehemmt in ein saftiges Stück Fleisch wie alle anderen Fleischfresser. Es darf eben nur nicht von ihrem Perserkater oder Langhaardackel sein.

Ein engagierter Vogelschützer wird vielleicht keine Tauben, Fasane und Rebhühner essen, dafür aber Schafe, Rinder, Schweine und Hühner, und zwar ohne mit der Wimper zu zucken. Ich frage mich, wie es möglich ist, dass so etwas bei uns als Tierliebe durchgeht. Können diese Menschen sich tatsächlich selbst ernst nehmen?

»Tiere sind nun einmal zum Essen da«, bekommen schon die Kinder in jüngsten Jahren eingetrichtert. »Davon wirst du groß und stark.« Solche und ähnliche Sprüche imitieren meine eigenen Kinder mit Ironie meist dann, wenn sie bei anderen Kindern zu Besuch waren. Doch auch sie sind – entgegen allen Warnungen ihrer Großeltern – »groß und stark« geworden, und das, obwohl sie von Geburt an nicht ein einziges Mal Fleisch, Fisch oder Wurst gegessen haben. Ich differenziere hier nur vollständigkeitshalber, da viele Menschen mich immer wieder fragen: »Sie essen kein Fleisch? Auch keine Wurst und keinen Fisch?« Als wäre Wurst nicht auch Fleisch und wären Fische nicht auch Lebewesen. Vielleicht sollte ich bei nächster Gelegenheit wirklich sagen: »Ich esse keine Tiere, weil ich sie lieber lebendig mag.« Ob das wohl besser verstanden wird?

Kinder, die viel sensibler sind als Erwachsene und deren Geschmacksnerven noch nicht verdorben sind, mögen von sich aus kein Fleisch – es sei denn, sie bekommen es gleich in den ersten Jahren gegen ihren Willen in Form von Babybrei und fein püriertem Hähnchen, sodass sie gar nicht richtig lernen können zu schmecken, was sie eigentlich essen. Wenn sie allerdings in den ersten vier bis fünf Lebensjahren kein Fleisch auf dem Tisch sehen, werden sie anschließend kaum danach fragen.

Eltern sind und bleiben natürlich ihr Vorbild und beeinflussen mit ihrer Ernährungsweise auch die ihrer Kinder. Frauen nehmen hier, in ihrer Rolle als Mutter und Köchin, einen besonders starken Einfluss. Sie haben den Schlüssel in der Hand und entscheiden mit der von ihnen zubereiteten Nahrung nicht nur über Gesundheit und Wohlbefinden ihrer Familie, sondern unseres ganzen Planeten. Denn wie ich ausgeführt habe, sind die Auswirkungen des Fleischverzehrs so weitreichend und komplex, dass sie direkt und indirekt unser ganzes Leben beeinflussen.

Natürlich ist keine Mutter frei von den Einflüssen ihrer Erziehung und der Haltung ihrer Eltern. Dennoch werden heute so viele Wertvorstellungen über Bord geworfen, dass es doch in Anbetracht der Emanzipationsbewegung möglich sein müsste, auch die häusliche Küche zu revolutionieren.

Äußerlich hat diese Revolution ja schon stattgefunden. Der

Austausch von Omas alter »Kochmaschine« gegen den hypermodernen Mikrowellenherd hat zweifellos mehr Komfort und Freizeit beschert – allerdings auf Kosten der Gesundheit. Dass die elektronischen Fegefeuer sich zunehmend als ungeahnte Gefahrenherde entpuppen, dürfte sich bereits herumgesprochen haben. Hierauf weiter einzugehen, würde jedoch den Rahmen dieses Buches sprengen. Es sei nur erwähnt, dass der unaufhaltsame Einzug der Technik in unsere Küchen auch eine Umstellung und nochmalige Denaturierung der Nahrung mit sich gebracht hat. Die von der Industrie prophezeite neue Freiheit und Bequemlichkeit ist in Wirklichkeit mit einem Kreativitätsverlust verbunden. Hat die praktische Mikrowelle-Gefrier-Kombination erst einmal ihren Platz gefunden, wird sie auch genutzt, und zwar zum Vorteil der Nahrungsmittelindustrie. Das ausgewogene, selbst kreierte Mahl weicht zunehmend einer Flut von Fertigprodukten, die in den Tiefkühltruhen der Supermärkte auf ihre eiligen Abholer warten.

Die innovative Technik und das neue Outfit unserer Küchen kommen dem gestressten Wohlstandsbürger mit Sicherheit entgegen. Dennoch haben sie die Gemütlichkeit der alten Wohnküche zerstört. Die moderne Küche gleicht heute mehr einem Badezimmer oder Operationssaal. Die Atmosphäre ist dementsprechend kühl, blank und klinisch sauber. Solche Küchen sind zu reinen Zweckeinrichtungen degradiert, in denen die Nahrung vorschriftsmäßig aufgetaut und – aus ihrer Verpackung befreit – pflichtbewusst in einen kau- und assimilierbaren Zustand gebracht wird. Unter solchen äußeren Bedingungen kann natürlich niemand eine liebevolle, ausgewogene Mahlzeit zubereiten. Doch genau daran mangelt es den meisten Menschen. Ethisches Verständnis und ästhetisches Empfinden zeigen sich zuerst in der Küche und in der Nahrung.

Um wieder zu einer naturbezogenen, erdverbundenen Le-

bensweise zu finden, die den ursprünglichen Bedürfnissen des
Menschen entspricht, ist eine Revolutionierung unserer tierischen Essgewohnheiten absolut notwendig und um ein Vielfaches bedeutsamer als eine maßgeschneiderte Einbauküche.
Der moderne Kulturmensch neigt zu einer Überbewertung
des Sichtbaren, des schönen Scheins, und verwechselt materielle Perfektion mit innerer Zufriedenheit. Doch das optisch
Wahrnehmbare ist in Wirklichkeit unwesentlich. Erst das Un-
sichtbare und Feinstoffliche verraten den wahren Charakter
eines Menschen.

Unsere Küchen sollten nicht länger in dem Geruch ge-
kochter, verwester Kadaverreste ersticken, sondern so natürlich, menschen- und tierwürdig gestaltet sein, dass es darin
Spaß macht, lebendige pflanzliche Nahrung liebevoll zu einer
wohlschmeckenden Speise zu bereiten. Ist die Küche erst einmal von dem ätzenden Fleischgeruch befreit, werden auch die
unförmigen Dunstabzugshauben überflüssig. Denn pflanzliche Nahrung riecht nicht nach Tod, sondern nach der Frische
des Lebens. Statt der Furcht erregenden langen Messer an den
Wänden könnten wohlriechende getrocknete Kräuter unsere
Küchen zieren und den Duft saftiger Wiesen und Felder in
unsere Wohnungen tragen.

Die Revolution unserer eingefleischten Essgewohnheiten
durch eine Gleichberechtigung der Tiere steht noch bevor. Sie
ist im Wesentlichen abhängig von der Einsicht und dem Mut
der Frauen und Mütter, die immer noch in der Mehrheit das
Steuer in der häuslichen Küche in der Hand haben. Mit der
Nahrungsauswahl übernehmen sie Verantwortung, und mit
ihrer Kochkunst prägen sie das Bewusstsein und das ethische
Empfinden der gegenwärtigen und der zukünftigen Genera-
tion.

Kindern zu sagen, Tiere seien zum Essen da, ist eine ungeheuerliche, verantwortungslose Diskriminierung, die es ihnen schwer macht, sie jemals wieder abzulegen. Den Beweis zu erbringen, dass es trotz elterlicher Einflussnahme möglich ist, Tiere als Mitlebewesen und nicht als Nahrungsmittel zu betrachten, sind sich alle ausgewachsenen Fleischesser immer noch schuldig.

Als die Opfergabe zur Speise wurde

Der religiöse Aspekt

Der eine oder andere Leser, dem unter Umständen der Appetit auf Fleisch schon vergangen ist, mag sich dennoch fragen, wie es möglich ist, dass die Kirche als Hüter der sittlichen Ordnung den ethisch nicht vertretbaren Fleischverzehr über zwei Jahrtausende dulden konnte.

Doch diese berechtigte Frage stellt sich vielen gläubigen Christen erst gar nicht, da zumindest für die überwiegende Mehrheit von ihnen das Töten von Tieren etwas ganz Natürliches ist. Gott sei Dank, dass mir schon früh die Erkenntnis gegeben wurde, dass Kirche und Religion nicht dasselbe sind, sonst wäre ich spätestens bei einer der letzten Neujahrsbotschaften des Papstes vom Glauben abgefallen. Da sprach das Oberhaupt der katholischen Kirche von dem Gebot »Du sollst nicht töten«. In dieser durch Medien und Presse in alle Welt verbreiteten Botschaft empfiehlt er weise, dieses Gebot auch auf unsere Umwelt auszudehnen – allerdings ohne die unzähligen Tiere mit einzubeziehen, die Tag für Tag getötet werden, um dann portionsweise in die scheinheiligen Gedärme einzugehen.

Ist die Institution Kirche tatsächlich so lebensfeindlich eingestellt, oder womit ist sonst eine solch engstirnige, diskriminierende Äußerung zu rechtfertigen? Um einen Versprecher, der sich noch am ehesten entschuldigen ließe, scheint es sich wohl kaum zu handeln, denn Engstirnigkeit und Überheblichkeit gehören zum Inventar christlicher Tradition. Um diesen zunächst paradox erscheinenden Sachverhalt verstehen zu können, ist es erforderlich, den Hintergrund etwas zu erhellen und sich mit der Vorgeschichte auseinander zu setzen.

Nichts liegt natürlich näher, als sich an das Buch zu halten, auf welches sich das Christentum gründet und das auf Grund nachweislich falscher Übersetzungen und Fehlinterpretationen maßgeblich an den katastrophalen Zuständen auf unserem Planeten beteiligt ist: die Bibel.

Am Anfang schuf Gott Himmel und Erde.

Nachdem Er das Pflanzenreich und Tierreich erschaffen hatte, schuf Er den Menschen nach seinem Bilde, segnete ihn und sprach: Seid fruchtbar und mehret euch und füllet die Erde und macht sie euch untertan und herrschet über die Fische im Meer und die Vögel unter dem Himmel und über alles Getier, das auf Erden kriecht.

Hier kommt es bereits zu den ersten fatalen Fehlinterpretationen. Es steht nirgendwo geschrieben: »Zerstöret die Erde und machet die Tiere zu eurer Speise«, sondern wörtlich: »Sehet da, ich habe euch gegeben allerlei Kraut, das sich besamt, auf der ganzen Erde und allerlei fruchtbare Bäume, die sich besamen, zu eurer Speise. «

Ich möchte Ihm wirklich nicht zu nahe treten, aber vielleicht wäre uns – und besonders den unzähligen Tieren – einiges erspart geblieben, wenn Er sich bereits an dieser Stelle etwas deutlicher ausgedrückt hätte. Ausgerechnet die Priester, die sich als Seine Vertreter empfanden und ihre Aufgabe in der Einhaltung der göttlichen Gesetze sahen, waren nämlich die ersten, welche von den zunächst nur für Opfergaben getöteten Tiere probierten.

Heute, da der Mensch die göttlichen Gesetze längst durch seine eigenen ersetzt hat, werden die Tiere gleich gegessen und als Ausgleich dafür die Menschen in den armen Ländern geopfert. Wenn es auch heute für die meisten Leute kaum vorstellbar ist, so hat es dennoch eine Zeit gegeben, in der die Menschen im Paradies lebten, und zwar auf dieser Erde. In kleinen Gruppen oder Stämmen zusammengeschlossen, die in den Schriften durch Adam und Eva symbolisiert werden, ernährten sie sich ausschließlich von den Früchten der Natur. Das Wort »Paradies« ist dem griechischen »Paradeisos« entlehnt und bedeutet »Garten«. Seine Bewohner waren also »Gärtner«, die ihr Leben ganz den naturgegebenen Bedingungen angepasst hatten. Ackerbau und Viehzucht kannten sie nicht.

Im Sündenfall wird dann weiter beschrieben, wie Eva vom Baum der Erkenntnis aß, obwohl Gott den Menschen zuvor gewarnt hatte: »Von allen Bäumen des Gartens dürft ihr nach Belieben essen, nur von dem Baum der Erkenntnis des Guten und Bösen dürft ihr nicht essen, denn sobald ihr von diesem esst, müsst ihr des Todes sterben.«

Aus dem weiteren Zusammenhang wird deutlich, dass es sich bei den im Garten Eden beschriebenen Bäumen um drei Bäume handelt, die offensichtlich symbolisch für die Dreifaltigkeit alles Lebendigen stehen: die Pflanzenwelt, die Welt des Menschen und die Tierwelt. »Gott ließ aufwachsen aus der Erde allerlei Bäume, lustig anzusehen und gut zu essen (Pflanzenwelt), den Baum des Lebens mitten im Garten (die Welt des Menschen) und den Baum der Erkenntnis von Gut und Böse (die Tierwelt).« Die Tatsache, dass die Pflanzenwelt, als zuerst genannter Baum, in der Mehrzahl beschrieben wird, macht die Dreiheit nicht sofort offensichtlich und ermöglicht dadurch unterschiedliche Auslegungen. Die Fleisch verzehrenden Theologen können verständlicherweise die Symbolik der Dreiheit nicht erkennen und bevorzugen es, die Bäume lieber als Bäume zu betrachten. Die Theologie hat sich zu einer wahren Kunst entwickelt, alle Bibelstellen so zu interpretieren, dass sie eingefahrenen Vorstellungen nicht zuwiderlaufen und die in vieler Hinsicht tugendlose Lebensweise des Klerus nicht angetastet wird.

Dass mit »allerlei Bäume, lustig anzusehen und gut zu essen« dennoch die Vielfalt der Pflanzenwelt gemeint ist und mit »dem Baum der Erkenntnis von Gut und Böse« die Tierwelt, von dem zu essen Er verboten hatte, geht auch aus den Textstellen nach der Vertreibung aus dem Paradies hervor: »Verflucht sei der Acker um deinetwillen, mit Kummer sollst du dich darauf nähren dein Leben lang.«

Die Abwendung von den Früchten der Natur und der Beginn von Ackerbau und Viehzucht waren also von Anfang an mit einem Fluch belegt. Die Folgen dieser widernatürlichen Ernährungs- und Lebensweise scheinen zu Beginn dieses Jahrtausends für den Menschen zum Verhängnis zu werden und drohen durch die damit verbundene Zerstörung der Natur unseren ganzen Planeten zu verwüsten.

Zu seinem eigenen Unglück hat der Mensch die Worte »Seid fruchtbar und mehret euch und füllet die Erde und macht sie euch untertan« auf die denkbar negativste Weise erfüllt und eine Kultur hervorgebracht, die von Angst und Tod geprägt ist. Nach christlichem Glauben ist der Mensch die Krönung der Schöpfung, doch für die Erde ist er zum Fluch geworden. In Wirklichkeit ist der Mensch die entartete, wuchernde Krebszelle des Organismus Erde, die, ihren eigenen Ursprung leugnend, diesen Fleisch fressend verzehrt und sich dadurch selbst die Lebensgrundlage entzieht.

Diese völlig entartete Entwicklung ist eine der denaturierten Früchte des Christentums, die das Leben auf unserem Planeten zunehmend ungenießbarer machen. Natürlich haben auch andere Religionen mit dazu beigetragen, aber kennzeichnenderweise sind alle mächtigen Industrienationen – mit Ausnahme Japans – biblisch vorbelastet. Die elitäre, auf Missverständnissen basierende christliche Lehre wird auch heute noch von den Kirchen verteidigt und dient den machtbesessenen, uneinsichtigen Regierungen als Alibi ihrer naturverachtenden Politik.

Während Abtreibungen zu Gunsten des ungeborenen Lebens strikt verurteilt und als Sünde proklamiert werden, dürfen im Namen der Kirche unzählige Tiere für Versuchszwecke mit grausamsten Methoden misshandelt und für den eigenen Verzehr auf nicht weniger erbarmungslose Weise gezüchtet und getötet werden. Tiere scheinen keine Lebewesen zu sein, zumindest haben sie nach christlicher Auffassung keine Seele: Im Mittelalter verkündete Thomas von Aquin, dass das Töten von Tieren durch die Vorsehung erlaubt sei, denn Tiere hätten keine Seele. Aufschlussreich ist in diesem Zusammenhang, dass er angeblich sagte, auch Frauen hätten keine Seele. Dass es sich hierbei um keine vereinzelte Meinung aus dem verstaubten Mittelalter handelt, wird daran deutlich, dass es später in perfider Fortsetzung dieser Anschauung hieß, Neger und Indianer hätten keine Seele. Deshalb konnten Christen ungesühnt Indianer ermorden, Neger durften versklavt und genauso respektlos geschunden werden wie Tiere – und das alles im Namen Gottes!

Bischof Machens von Hildesheim erklärte in seinem »Fastenbrief« vom 8. März 1949: »Tiere haben keine geistige Seele und kennen kein Fortleben nach dem Tode. Darum haben sie aber auch keinerlei Würde, auf die sie Rechte bauen könnten. Und in der Tat, Tiere haben keine Rechte. Sie haben keinen Anspruch auf Dasein und Gesundheit, auf Eigentum und guten Ruf.«

Dieses Bewusstsein wird durch Missionsarbeit selbst heute

noch weltweit verbreitet. Um die »Liebe des Herrn« zu verkünden, gehen die eifrigen Missionare meilenweit. Getragen von der Hoffnung auf ein paar neue »Schäflein«, ist ihnen kein Weg zu weit. Sogar auf den entlegensten Südseeinseln und hinter der letzten Wurzel des Urwalds werden die armen, aber meist zufriedenen Ureinwohner aufgestöbert und bekehrt. Unter dem Deckmäntelchen der selbstlosen Liebe und Hilfe werden fremde Nahrung und Medizin gespendet, und der alte Glaube wird gegen den neuen christlichen getauscht. Das ist oft sehr langwierig und mühselig, denn jahrtausendealte Bräuche und Lebensgewohnheiten der Eingeborenen müssen erst einmal zerstört werden – das erfordert harte Arbeit und Geduld. Doch das Bemühen lohnt sich – zumindest aus christlicher Sicht.

Kein Wunder, dass Tiere nach christlicher Auffassung keine Würde und Rechte haben, wenn noch nicht einmal das Glaubensbekenntnis anderer Menschen akzeptiert werden kann. Eine solch überhebliche Lebenseinstellung provoziert natürlich eine sarkastische Vorstellungskraft, die in zahlreichen Anekdoten über die oft mit Schwierigkeiten verbundene Tätigkeit der übereifrigen Missionare ihren Niederschlag findet. In der folgenden geht es auch um einen Missionar, der sich auf der Suche nach bekehrbaren Opfern in der Steppe verirrt hat. Plötzlich steht ihm eine ganze Herde brüllender Löwen gegenüber. Der Missionar schließt erschrocken die Augen, faltet die Hände und betet: »Lieber Gott, lass aus diesen wilden Löwen fromme Christen werden.« Als er seine Augen wieder öffnet, liegen die Löwen mit gefalteten Pranken vor ihm und beten: »Komm, Herr Jesus, sei unser Gast und segne, was du uns bescheret hast.«

Mit Spott und Kritik werden sich Christen in aller Welt wohl zunehmend mehr auseinander setzen müssen, denn solange mit missionarischem Eifer eine lebensfeindliche Einstellung verbreitet wird, welche weder die Grundrechte aller Menschen, die auch die Selbstbestimmung in Fragen des Glaubens beinhalten, garantiert, noch Tiere als gleichberechtigte Lebewesen akzeptiert, macht sich die Kirche selbst zur Zielscheibe massiver Angriffe. Solange die kirchlichen Vertreter und Würdenträger weiterhin mit Wort und Tat Tiere als rechtlose Versuchskaninchen diskriminieren, indem sie ihre unwürdige Zucht akzeptieren, das Töten legalisieren und durch ihren eigenen Fleischverzehr gleichsam absegnen, wirken Aktionen wie »Brot für die Welt« wie eine makabre Imagepflege.

Auf der einen Seite wird versucht, mit Spendenaufrufen den armen, hungernden Menschen in der so genannten »Dritten Welt« (dieser oft zitierte Begriff ist bezeichnend für den diesen Ländern zugebilligten Stellenwert) zu helfen. Auf der anderen Seite werden mit der derzeitigen Kirchenpolitik Verarmung und Hunger geschürt. Die bisher zitierten Bibelstellen stammen alle aus dem Alten Testament, also aus der Zeit vor Christi Geburt. Doch auch das Neue Testament und besonders die Worte Jesu werden von Theologen so interpretiert, dass der Fleischverzehr zu allen Zeiten etwas ganz Natürliches gewesen sei. Die Behauptung, Jesus sei ein Fleischesser gewesen, dient noch heute den meisten Christen als Alibi für ihre eigene tierische Ernährungsweise.

Für die Thematik dieses Buches und speziell für den religiösen Aspekt des Fleischverzehrs ist es daher interessant und aufschlussreich, auf die »Kultfigur« Jesus von Nazareth, die zweitausend Jahre Entwicklungsgeschichte überlebt hat und auch heute noch die Sitten und Bräuche unserer westlichen Welt prägt, näher einzugehen.

In den frühchristlichen Schriften aus Griechenland, Byzanz und Palästina, die im 3. und 4. Jahrhundert aufgezeichnet wurden, geht aus keiner Stelle hervor, dass Jesus Fleisch gegessen hat oder der Fleischverzehr allgemein erlaubt war. Die wohl bedeutendste dieser Schriften ist das Friedensevangelium der Essener. Diese alten aramäischen Texte stammen aus dem 3. Jahrhundert nach Christus und wurden von Dr. Edmund B. Székely ins Englische und von Bruno Martin ins Deutsche übersetzt. Hierin finden wir eine Deutung des Gebots »Du sollst nicht töten« – von Jesus persönlich:

»Und Jesus setzte sich unter sie und sagte: Als Nächstes wurde dieses Gebot gegeben: Du sollst nicht töten, denn Leben wird allen von Gott gegeben, und das, was Gott gegeben hat, darf der Mensch nicht wegnehmen. Denn wahrlich, ich sage euch, von einer Mutter stammt alles, was auf Erden lebt. Darum tötet jeder, der tötet, auch seinen Bruder. Und von ihm wird sich die Erdenmutter abwenden und ihm ihre belebenden Brüste entziehen. Und er wird von ihren Engeln gemieden, und der Satan wird in seinen Körper einziehen. Und das Fleisch geschlachteter Tiere in seinem Körper wird sein eigenes Grab werden. Denn wahrlich, ich sage euch, der, der tötet, tötet sich selbst, und wer vom Fleisch erschlagener Tiere isst, isst vom Körper des Todes. Denn in seinem Blut wird jeder Tropfen ihres Blutes sich in Gift verwandeln, in seinem Atem ihr Atem zu Gestank, in seinem Fleisch ihr Fleisch zu Beulen; in seinen Knochen ihre Knochen zu Kalk, in seinen Eingeweiden ihre Eingeweide zum Verfall.«

Diese aufschlussreiche Passage aus dem Friedensevangelium lässt wohl unmissverständlich die Eindeutigkeit dieses umstrittenen Gebots erkennen und bestätigt darüber hinaus, dass Jesus bereits vor zweitausend Jahren wusste, was heute zunehmend mehr Menschen erkennen: dass das Töten von Tieren durch nichts auf der Welt zu rechtfertigen ist, der Verzehr ihres Fleisches unseren eigenen Körper vergiftet (und außerdem die Natur zerstört und zu Hunger und Armut in den Entwicklungsländern führt).

Der interessierte Leser wird sich vielleicht fragen, warum dieses Zitat nicht in der Bibel zu finden ist und wie es angehen kann, dass die Schriftgelehrten und Priester der Neuzeit das genaue Gegenteil behaupten. Die Antwort muss lauten: Es ist eben nicht alles eine Erfindung unserer Zeit. Bereits die Machthaber und Kirchenfürsten des Altertums kannten die Vorteile einer Zensur. Die urchristlichen Schriften, zu denen auch das Friedensevangelium zählt, wurden von der »westlichen« Variante des Christentums, dem neuen Zweig mit Rom als Zentrum, schlicht und einfach ignoriert. Die römischen Bischöfe waren damals völlig auf die Gunst und Unterstützung des römischen Kaisers Konstantin angewiesen. Konstantin wollte die bis dahin verfolgte christliche Religion zur einigenden Kraft im Reich machen. Er entschied sich jedoch für eine eigene, römische Form des Christentums. Zwar erklärte er sie als mit dem »heidnischen« Kult gleichberechtigt, versuchte sie aber immer wieder als allein gültige Religion durchzusetzen. (Zur endgültigen Staatsreligion wurde das Christentum erst im Jahre 380.)

325 nach Christi wurde das Konzil von Nicäa einberufen, bei welchem die römischen Bischöfe sorgsam ausgewählte Gelehrte – so genannte correctores – beauftragten, die zahlreichen frühchristlichen Aufzeichnungen über das Leben und Wirken Jesu zusammenzutragen, zu sortieren und durch entsprechende Korrekturen so zu verändern, dass sie dem damaligen römischen Lebenswandel nicht mehr widersprächen. Die letzten »wahren« Christen, die noch nach der »ursprünglichen« Lehre Jesu ohne Fleisch und Alkohol lebten und ein einfaches, bescheidenes Dasein führten, mussten sich vor

ihren römischen »Glaubensbrüdern« verstecken; denn der Kaiser duldete keinen Ungehorsam. Abtrünnige wurden verfolgt, auf grausamste Weise gefoltert und getötet. Unter dieser Schreckensherrschaft breitete sich die neue Lehre immer mehr aus, bis irgendwann auch der letzte »ursprüngliche« Christ hingerichtet wurde.

Was aus den »umgepolten« Christen 1 700 Jahre nach Konstantin geworden ist, kann jeden Sonntag früh in jedem Ort beim »Gottesdienst« beobachtet werden: statt wahrem Gottverständnis selten mehr als Heuchelei und Scheinheiligkeit. Geblieben ist nur das schlechte Gewissen, das sich in dem fortwährenden »Herr, erbarme Dich« äußert. Doch Er wird sich nicht erbarmen, und wenn Jesus heute dieses Trauerspiel miterleben müsste, würde er genauso Tische, Bänke und Klingelbeutel umstoßen wie vor 2 000 Jahren. Er würde die Menschen genauso wachrütteln und ihnen den Himmel auf Erden zeigen wollen – und sie würden ihn wieder kreuzigen.

Es ist also nicht weiter verwunderlich, dass in der heutigen zensierten Bibelversion kaum noch Textstellen zu finden sind, welche die Worte Jesu authentisch wieder geben. Seine Lebensweise ist zu wahrhaftig und seine Weltsicht zu revolutionär gewesen, sodass aus der Unfähigkeit, diese zu realisieren, aus dem vorbildlichen Menschen Jesus eine Symbolfigur nach eigenem Vorbild geschaffen wurde. Seine unangenehmen Worte und Gebote, die nur wenige einzuhalten vermochten, wurden gestrichen und von Abschrift zu Abschrift auf ein »ungefährliches« Minimum reduziert. Doch noch nicht einmal die verbliebenen Fragmente seiner Lehre, wie beispielsweise die Bergpredigt, werden von gläubigen Christen wirklich gelebt.

Das Morden und Ermordetwerden zieht sich bis zum heutigen Tag wie ein roter Faden durch die Geschichte und beschränkt sich nicht nur auf Tiere, sondern hat auch unzählige Menschen erfasst, die in den zahlreichen Glaubenskriegen im Namen Gottes geopfert wurden. Das Christentum hat dabei kräftig mitgemischt, wodurch der christliche Glaube seine Glaubwürdigkeit und Unschuld verloren hat. Die Kirche ist zu einem scheinheiligen, elitären »Staat im Staate« verkommen und hat sich selbst durch ihre naturverachtende »Politik« zu Anfang dieses Jahrtausends in eine hoffnungslose Position manövriert. Die routinemäßig abgehaltenen »Gottesdienste« bestehen nur noch aus hohlen Ritualen, deren Ursprung und Sinn keiner mehr versteht und den Menschen weder eine echte Lebenshilfe bieten noch ihre wahren Bedürfnisse erfüllen.

Kirche und Religion werden meist in einem Atemzug genannt und scheinen für viele Menschen nach wie vor untrennbar miteinander verbunden zu sein. Doch in Wirklichkeit haben sie sich immer weiter voneinander entfernt und schließen sich heute fast gegenseitig aus. Ein Mensch ist noch lange nicht religiös, weil er Sonntag für Sonntag in die Kirche pilgert, immer wieder dieselben abgedroschenen Phrasen nachplappert und abschließend zur Befriedigung seines Gewissens ein paar Münzen für die Armen in den Klingelbeutel wirft. Um religiös zu sein, ist es überhaupt nicht erforderlich, in die Kirche zu gehen, auch wenn die Priester – verständlicherweise – das Gegenteil behaupten.

Jesus hat die Menschen fast immer an besonderen Orten, in der freien Natur oder im alltäglichen Leben auf der Straße, gelehrt. Seine Botschaft war eine »Naturreligion«, die nichts weiter erforderte, als nach den natürlichen, göttlichen Gesetzmäßigkeiten zu leben. Dazu ist noch nicht einmal eine »Heilige Schrift« nötig. Schriften unterliegen immer der Gefahr – was durch die vielfältigen Bibelversionen bestätigt wird –, im Nachhinein verändert zu werden, wodurch die ursprüngliche Botschaft verfälscht und mit der Zeit immer mehr verwässert wird.

Aus diesem Grund gibt es zum Beispiel im Zen-Buddhismus kaum Schriften. Die Weisheit der alten Meister wurde immer durch die von ihnen selbst bestimmten Nachfolger – das waren diejenigen unter ihren Schülern, welche die Lehre vollständig verstanden und verinnerlicht hatten – weitergegeben. Dadurch ist der Zen-Buddhismus auch heute noch lebendig und zeitgemäß, während die Bibel genau wie der Koran und der Talmud verstaubte Bücher sind, aus denen sich der Geist und die Energie der Meister längst verflüchtigt haben.

Viele große Meister, Philosophen und Spirituelle waren Vegetarier und lehnten den Verzehr von Fleisch strikt ab. Ob Jesus, Krishna oder Buddha, sie alle *glaubten* an keine Religion, sondern *lebten* ihre eigene Religion und lehrten das, was sie selbst erfahren hatten. So unterschiedlich ihre Lehren im Einzelnen auch sind, im innersten Kern unterscheiden sie sich nicht.

Die meisten Menschen heute wissen nicht mehr, was echte Religion ist, und huldigen eher zufällig einer bestimmten Glaubenslehre. Wer nicht selbst wahrnehmen kann und will, was wirklich ist, muss glauben, was andere ihm sagen. Obwohl dieser Zustand entmündigend ist, wird es erst tragisch, wenn diejenigen, die sagen, was Wahrheit ist, nicht mehr uneigennützig die Wahrheit sagen, sondern ihre Position zur Durchsetzung ihrer egoistischen und destruktiven Machtinteressen missbrauchen. Durch die hieraus entstehenden Abhängigkeiten haben sich die Menschen geistig und körperlich versklaven lassen und damit einer Entwicklung, die immer lebensfeindlicher wird, den Weg geebnet.

Unsere derzeitige globale Lage ist die Folge eines enormen Defizits an eigener religiöser Erfahrung. Die Menschen haben zu lange geglaubt und zu viel Verantwortung abgegeben. Für das Versprechen, den Himmel auf Erden zu erhalten, haben sie über Jahrhunderte die unvorstellbarsten Grausamkeiten begangen, und sie ermorden sich auch heute noch in der Hoffnung auf Befreiung und Erfüllung. Besessen von dem fiktiven Glauben auf eine »bessere Welt«, wurde das einst vorhandene Paradies gar nicht wahrgenommen und zu Gunsten einer wahnsinnigen Idee in eine Wüste verwandelt. Eines der letzten Relikte paradiesischen Ursprungs ist der tropische Regenwald, der in jeder Sekunde (!) um die Fläche eines Fußballfeldes vernichtet wird. Die Engstirnigkeit und geistige Armut, mit denen auch die letzten Urwälder zerstört werden, resultieren jedoch nicht daraus, dass die Menschen den Glauben verloren haben, sondern dass sie von ihrem Irrglauben, selbst wie Gott alles dirigieren und kontrollieren zu können, nicht ablassen. Die Verantwortung gänzlich aufgebend, sind die meisten Menschen nur noch destruktive Handlanger einiger machtbesessener Konzernbosse und sehen nicht, dass sie sich »im Schweiße ihres Angesichts« ihr eigenes Grab schaufeln.

Sogar die jüngste BSE-Krise mit all ihren weitreichenden Folgen vermag offensichtlich nicht, die Menschen aufzuwecken. Früher hat der Mensch Seuchen wie BSE oder die Maul- und Klauenseuche als Gottesstrafe für sein unrechtes Handeln empfunden. Reumütig wurde der eingeschlagene Weg überdacht und korrigiert. Statt in sich zu gehen und zu fragen, was kann ich daran ändern, werden heute von den Betroffenen nur Entschädigungen gefordert, damit das gleiche grausame Spiel in etwas abgewandelter Form weitergehen kann.

Unsere Zeit krankt also nicht an mangelndem Glauben, sondern an einem Verlust ethischen Empfindens und ganzheitlicher Wahrnehmung, was sich in nahezu allen Bereichen des täglichen Lebens widerspiegelt und insbesondere das skrupellose Töten und Verzehren von Tieren überhaupt erst ermöglicht. In der allgemeinen Desorientiertheit gibt es nur noch einen gemeinsamen Nenner, um den sich alles dreht: die Jagd nach Geld. Für Geld wird alles gemacht und nichts unterlassen. Doch diese Besessenheit hat zu einer erschreckenden Achtlosigkeit gegenüber allem Lebendigen und Natürlichen geführt und wird unseren Untergang bewirken, wenn sich nicht bald die Rückbesinnung auf breitere Bevölkerungsschichten überträgt und jeder einzelne Mensch wieder selbst Verantwortung für das, was er tut, übernimmt.

Um dies zu realisieren, sind Bereitschaft, Verständnis und Einsicht erforderlich, was die alten Meister immer schon lehrten. Aber worin besteht nun echte Religion? Religion ist Einssein, ein Einssein mit sich und der ganzen Schöpfung. Es ist ein außergewöhnlich sensibler Seinszustand, der sich einstellt, wenn wir innerlich zur Ruhe kommen, unser Verstand weder in der Vergangenheit weilt noch in die Zukunft eilt, wodurch gegenwärtig die scheinbare Trennung zwischen innerer und äußerer Welt verschwindet; denn in Wirklichkeit ist die Welt eine ungeteilte Einheit und niemals etwas anderes gewesen. Religion und Meditation haben ein und dieselbe Qualität, die sich durch die unmittelbare, vom Verstand nicht zensierte Wahrnehmung der Wirklichkeit, wie sie ist, auszeichnet. Ihr lebendiger Ausdruck äußert sich in der Liebe zu allem Seienden. In allen Menschen ist diese eine unstillbare Sehnsucht nach Liebe, Glück und Erfüllung ohne Ende. Es ist nicht die besitzergreifende Liebe zu einem anderen Menschen, sondern die allumfassende, alles durchdringende Liebe zu Gott.

Dieses Bewusstsein um die Einheit alles Seienden ist nichts Mystisches oder gar Okkultes, sondern ein unmittelbares Ge-

wahrwerden dessen, was im Augenblick geschieht. Obwohl
diese Wahrnehmung außergewöhnlich ist, kann sie zur alltäglichen Erfahrung werden – in der Straßenbahn wie bei einem
Waldspaziergang. In diesem Bewusstsein ist es jedoch nicht
möglich, wehrlose Tiere zu töten oder durch Fleischverzehr
einen anderen mit dem Töten zu beauftragen; denn Tiere werden nicht länger als seelenlose Dinge betrachtet, sondern als
lebendige, empfindsame Wesen erfahren, die genauso ein Teil
der natürlichen Einheit sind wie wir selbst und ebenso nach
Leben dürsten.

In dem Augenblick, in dem wir uns dieser untrennbaren
Einheit mit allem und jedem bewusst werden, erfahren wir
uns in einer anderen Welt. Doch tatsächlich hat sich nicht die
Welt verändert, sondern unsere eigene Sichtweise; denn in
dieser Bewusstwerdung liegt ein tiefes Verständnis der Wirklichkeit, wie sie wirklich ist, und in diesem Verständnis besteht die einzige Möglichkeit der Veränderung.

Keine Seinsebene und Erscheinungsform ist bedeutender
oder wünschenswerter als irgendeine andere. Denn so wie
jeder beliebige Punkt auf der Oberfläche der Erde deren
Mittelpunkt sein kann, empfindet sich jedes Wesen, jede
Pflanze, sogar der kleinste Käfer – genau wie du dich auch –
auf ähnliche Weise als Zentrum und Mittelpunkt des Universums.

Von all den mannigfaltigen Erscheinungsformen dieser
Welt ist deine – genau wie jede andere – nur eine von den unzähligen Ausdrucksweisen des einen universellen Bewusst-
seins. Ob du ES höchstes Selbst, Gott oder Tao nennst, so stehen die Worte immer symbolisch für das unbeschreibbare
Eine. ES ist die allen Wesen und Dingen innewohnende Lebenskraft, ohne die wir nicht für einen einzigen Atemzug sein
könnten.

Dies zu erfahren bedeutet Religion zu leben und verschafft uns die Gewissheit, die uns kein Glauben geben kann. Glauben ist entweder glaubwürdig oder unglaubwürdig, kann aber niemals die persönliche religiöse Erfahrung ersetzen. Doch nur dieses authentische Erleben vermittelt auch die Einsicht in planetarische Zusammenhänge und bewirkt die notwendige Eigenverantwortlichkeit, aus der heraus sich Gewaltlosigkeit und Frieden entwickeln können.

Wir können die Welt nur verändern, indem wir bereit sind, uns selbst zu verändern. Der erste Schritt auf diesem Weg ist es, das selbstsüchtige Gegeneinander zu erkennen und in gemeinsames Miteinander zu verwandeln. Aus Einsicht Verantwortung für das eigene Handeln zu übernehmen weckt Mitgefühl und Verständnis für andere Menschen – und Tiere. Das Bewusstsein um die Tatsache, dass Millionen Menschen hungern und noch viel mehr Tiere leiden und für den Appetit einer Minderheit getötet werden, müsste den Verzicht auf Fleisch erleichtern. Angesichts von Hunger und Elend auf der ganzen Welt, den eigenen Teller immer noch reichlich gefüllt zu haben, ist in der heutigen Zeit zum Privileg geworden, dessen wir uns bei jeder Mahlzeit bewusst sein sollten. Dies ist allerdings ohne ein Gefühl der Dankbarkeit nicht mehr möglich. Diese Dankbarkeit für die eigene Speise aus den Früchten der Natur weckt ein Mitgefühl für alle Kreaturen und bringt unserem Planeten Erde ein wenig Menschlichkeit zurück.

Es gibt kein Fleisch
ohne Vergewaltigung.
Die Gewalt an Tieren, die nicht sterben wollen.
Die Gewalt an Menschen,
die nicht verhungern wollen.
Die Gewalt an der Natur,
die nicht zerstört werden will!
Menschen demonstrieren
für ihre Grundrechte und Gleichberechtigung.
Tiere können nicht sprechen,
deshalb werden sie getötet,
ohne sich wehren zu können.

Schlussbetrachtung

Obwohl ich seit meinem achtzehnten Lebensjahr kein Fleisch mehr esse, ist mir die Tragweite des Fleischverzehrs in seiner Gesamtheit erst beim Schreiben dieses Buches bewusst geworden.

Dies liegt wohl primär daran, dass Mitte der siebziger Jahre weder Waldsterben noch Urwaldrodung ein Thema waren. Es sprach auch kaum jemand über die zunehmende Trinkwasservergiftung und die drohende Klimaverschiebung – was natürlich nicht heißt, dass diese Probleme damals noch nicht existierten. Gegeben hat es sie schon, sie waren eben nur noch nicht akut, und deshalb wurde ihnen so wenig Bedeutung beigemessen.

Zu dieser Zeit habe ich gerade die erste Studie von Dennis Meadows über die »Grenzen des Wachstums« gelesen. Es war für mich das erste Buch, das sich kritisch mit unserem bis dahin so gelobten industriellen Fortschritt auseinander setzte und die möglichen globalen Folgen aufzeigte. Beim Lesen begann mein Weltbild immer mehr abzubröckeln, bis ich zum Schluss völlig verwirrt war und angesichts dieses Wissens gar nicht mehr wusste, wie ich reagieren sollte. Wenn ich dann, immer noch fassungslos von dem Gelesenen, mit meinen Mitschülern oder Bekannten über die Zukunftsaussichten unseres Planeten sprach, erntete ich meist nur Unverständnis.

Heute, da die Wirklichkeit die damaligen Worst-Case-Szenarien längst eingeholt und sich das Tempo der globalen Zerstörung noch erhöht hat, scheinen mir die meisten Menschen kaum besorgter zu sein. Dies besorgt mich allerdings umso mehr, besonders in Anbetracht der Thematik dieses Buches. Nach Bekanntwerden der ersten BSE-Fälle in Deutschland, der Antibiotika-Skandale in Schweineställen sowie der jüngsten Maul- und Klauenseuche gaben aktuelle Umfragen über geänderte Ernährungsgewohnheiten Anlass zur Hoffnung. Bei Manuskriptabgabe wurde allerdings schon wieder eine Normalisierung des »vorübergehend« eingebrochenen Rindfleischmarktes auf 40 Prozent verkündet. Entweder wurden diese Zahlen bewusst frisiert, oder die Gleichgültigkeit der Menschen hat ein erschreckendes Stadium erreicht.

Während mich persönlich früher ethische und religiöse Aspekte motiviert haben, kein Fleisch mehr zu essen, ist heute der Großteil unserer Bevölkerung noch nicht einmal bereit, seine tierischen Essgewohnheiten zu Gunsten der eigenen Gesundheit, geschweige denn für die dadurch verhungernden Menschen in den Entwicklungsländern aufzugeben. Fleisch für die Erhaltung des Urwaldes, der Lunge unserer Erde, auf ein Minimum zu reduzieren, ist für viele Mitmenschen absolut unvorstellbar.

Es hat sich zwar in den vergangenen zehn bis fünfzehn Jahren schon eine Menge gegen die drohende Vernichtung unseres Lebensraumes getan, doch angesichts der erschreckenden Geschwindigkeit, mit der wir auf unseren eigenen Untergang zurasen, wirkt das Gegensteuern wie ein Tropfen auf den heißen Stein. Was den Fleischverzehr anbelangt, verwundert dies nicht weiter in Anbetracht der Tatsache, dass noch nicht einmal die »Grünen«, die Mitglieder von Umweltschutzorganisationen und Tierschutzverbänden sowie Spontis und Altrevoluzzer bereit sind, aus den doch gerade ihnen nahe liegenden Gründen auf Fleisch zu verzichten. Auch bei engagierten Feministinnen scheint die vegetarische Ernährungsweise eher die Ausnahme zu sein. Die meisten sind hauptsächlich mit ihrer eigenen Gleichberechtigung beschäftigt oder wollen diese zumindest nicht fleischlos genießen.

Die Gleichberechtigung der Tiere spielt nach wie vor eine untergeordnete Rolle, obwohl es immer mehr Gründe gibt, die für einen Fleischverzicht sprechen, während die Folgen des Fleischkonsums immer komplexere Dimensionen annehmen und zunehmend mehr Opfer verlangen.

Die hier ausgeführten Aspekte gegen den Fleischverzehr erheben nicht den Anspruch, vollständig zu sein. Es gäbe noch viele andere Gründe. Eines ist aber deutlich geworden: Es gibt nicht einen Grund für eine tierische Kost, »es schmeckt mir aber dennoch« klingt mehr wie eine Ausrede.

Wenn auch ein allgemeiner Fleischverzicht nicht die sofortige Lösung all unserer Probleme bewirken würde, so wäre dennoch ein spürbarer erster Schritt getan, der die so dringend notwendige globale Umgestaltung forcieren und den Weltfrieden aus der Utopie in greifbare Nähe holen könnte. Statt weiterhin unzählige Tiere qualvoll zu mästen und mit ihrem Futter anderen Menschen die Nahrung zu entziehen, würde mit einer Beseitigung der Schlachthöfe, der Tierkonzentrationslager und der Versuchslabore eine unvorstellbare Last von uns fallen und völlig ungeahnte Energien freisetzen.

Die Einsparung an Nahrungsmitteln und die damit verbundene Entlastung von Anbauflächen, Trinkwasser und Atemluft wären die materielle Folge, die uns wieder aufatmen lassen könnte. Ebenso bedeutend wäre jedoch die geistige Entlastung des kollektiven Gewissens, denn sobald keine Tiere mehr getötet würden, würde sich auch die Aggression vermindern. Die dadurch in den Schlachthöfen und Mastfabriken frei werdenden Arbeitskräfte könnten ihre »Restaggression« dann durch Aufforsten der abgeholzten Tropenwälder dem Allgemeinwohl zugute kommen lassen …

TEIL II

Die vegetarische Ernährung – der Vegetarismus

Vegetarismus leitet sich von den lateinischen Begriffen vegetare (= leben, wachsen, beleben) und vegetus (= frisch, lebendig, ganz gesund) ab.

Der klassische Vegetarismus wurde von Pythagoras 570–490 v.Chr. begründet und beschreibt eine Ernährungsweise, bei der auf Nahrungsmittel von toten Tieren, nicht jedoch von lebenden Tieren verzichtet wird.

Heute wird der Vegetarismus in folgende Abstufungen unterteilt:

Lacto-Ovo-Vegetarier: Verzicht auf Fleisch, Fleischprodukte und Fisch

Lacto-Vegetarier: Verzicht auf Fleisch, Fleischprodukte, Fisch und Eier

Veganer: Verzicht auf alle tierischen Produkte inkl. Milchprodukte sowie die Verwendung von Leder

Grundlagen einer naturgemäßen, vegetarischen Ernährung

Falls Sie dieses Buch angeregt hat, Ihre bisherige Ernährungsweise kritischer zu betrachten, oder falls die Ausführungen Sie gar dazu motiviert haben, Ihre Essgewohnheiten umzustellen, werden Sie sich vielleicht fragen, wie und was Sie denn dann überhaupt noch kochen können, wenn die bisherige Hauptzutat wegfällt.

Die Natur bietet dem Menschen alles, was sein Organismus benötigt, um gesund und vital zu bleiben beziehungsweise zu werden – und das auch ohne Fleisch. Die Organe unseres Körpers sind auf die Verarbeitung und Umwandlung von Getreide, Gartengemüse, Obst und Kernen in möglichst unverändertem Zustand eingerichtet. Das bedeutet, dass eine Ernährung umso natürlicher ist, je naturbelassener und erdverbundener die einzelnen Lebensmittel sind. Die Vielfalt pflanzlicher Nahrungsmittel ist so groß, dass Sie auch ohne Fleisch jeden Tag etwas völlig anderes essen können.

Einige, die ihre Ernährung eigentlich gern auf eine fleischlose Kost umstellen würden, befürchten, dass sie ohne Fleisch nicht alle Vitalstoffe bekommen. Diese Befürchtung kann im Extremfall sogar (eingeschränkt) zutreffen. Denn wenn es sich bei der bisherigen Ernährung um die landläufige »Normalkost« aus dem Supermarktregal handelt, ist diese – aus Dosen und Tüten – auch mit Fleisch eine vitalstoffarme Nullwertkost, die sich zum größten Teil aus denaturierten Industrienahrungsmitteln zusammensetzt. Ein Vitalstoffmangel ist bei einer ganz »normalen« Ernährung, die aus Kartoffeln, Fleisch, Fisch, Wurst und Eiern besteht und durch wertlose Instantprodukte für den Gaumen ergänzt wird, also ohnehin schon gegeben. Da Fleischprodukte, wie wir bereits im Kapitel »Du bist, was du isst« gesehen haben, zumindest langfristig die unterschiedlichsten Erkrankungen hervorrufen, ist eine »normale« fleischlose Kost mit einem Mindestanteil an frischem Gemüse und Obst – in Anbetracht all der ökologischen Auswirkungen des Fleischverzehrs – einer tierischen Ernährung immer noch vorzuziehen. Wenngleich eine solche Kost noch nicht der Schlüssel zu Gesundheit und Vitalität ist, so ist eine vegetarische Ernährung immer die Basis für eine gesündere und bewusstere Lebensweise.

Eine naturgemäße Ernährung beinhaltet allerdings nicht nur den Verzicht auf Fleisch, sondern jeglicher toter Nahrung. Angesichts der überwältigenden Angebotspalette ist es für den modernen Verbraucher auf den ersten Blick gar nicht ersichtlich, ob ein Produkt natürlich und lebendig oder wertlos und denaturiert ist. Um sich naturgemäß zu ernähren, ist es jedoch bei der Vielzahl unterschiedlicher Nahrungsmittel unumgänglich, klar differenzieren zu können.

Die folgenden Ausführungen möchten Ihnen einen auf das Wesentliche reduzierten Überblick unserer heutigen Ernährungsmöglichkeiten vermitteln und als Leitfaden dienen, um sich im täglichen Kaufrausch von den mehr oder weniger sympathischen Werbespots der Verpackungskünstler nicht einfangen zu lassen.

Die Bedeutung der Vitalstoffe

Das Wort »Vitalstoffe« haben Sie sicher schon gehört. Auch dass diese gut sein sollen. Doch was sich wirklich hinter dem Begriff versteckt und was Vitalstoffe eigentlich bewirken, wissen bedauerlicherweise die wenigsten. Das ist auch nicht weiter verwunderlich, denn für die dominierende traditionelle Ernährungswissenschaft, die gerade eben dabei ist, die Spurenelemente in ihrer großen Bedeutung zu akzeptieren – obwohl diese schon längst bekannt sind –, existiert noch nicht einmal der Begriff »Vitalstoffe« und der Duden (19. überarbeitete Auflage) weiß dafür auch keine Erklärung.

Da die Inhaltsstoffe unserer Nahrung noch längst nicht alle erforscht sind, vermarktet die Nahrungsmittelindustrie scheibchenweise immer die bereits »entdeckten« Stoffe und suggeriert dem treugläubigen Verbraucher: »Das ist es, worauf es ankommt.« Die neuen Substanzen werden immer isoliert behandelt und erst im Nachhinein den denaturierten Nahrungsmitteln wieder hinzugefügt. Dies zeigt sich besonders deutlich an der Veränderung unseres täglichen Brotes. Erst als die Ernährungswissenschaft die Tatsache, dass es neben den Grundnährstoffen Eiweiß, Fett und Kohlenhydraten auch Ballaststoffe gibt, die eine entscheidende Funktion für unsere Verdauung haben, nicht länger ignorieren konnte, wurden Ballaststoffe werbewirksam angeboten und salonfähig gemacht. Man sollte aber ja nicht glauben, dass diese Erkenntnis die Konsequenz mit sich gebracht hätte, Brot künftig nur noch aus dem ganzen vermahlenen Korn zu backen. Nein, so weit wollte man nun auch nicht gehen. Vielmehr wurden und werden auch immer noch Weißmehlbroten Kleie und ein paar Körnchen beigemengt und – damit sie wenigstens wie Vollkornbrote aussehen – mit Zuckercouleur schön braun gefärbt.

Neuerdings sind Spurenelemente und Mineralien en vogue. Da wird Orangensaft mit »wertvollem Kalzium und Magnesium« angepriesen und Müttern suggeriert, diese Mineralien seien für den Knochenaufbau ihrer Kinder besonders wichtig. Wenn Sie sich vorher nicht tiefergehend mit Ernährungsfragen auseinander gesetzt haben, werden Sie als verantwortungsvolle Mutter gern zu diesen Flaschen greifen – in der Überzeugung, Sie tun damit Ihren Kindern etwas Gutes.

Doch die Sache mit den Spurenelementen ist in diesem Beispiel nur ein verkaufsfördernder Werbegag, da das Kalzium und Magnesium isoliert zugesetzt werden und damit genauso wertlos sind wie der erhitzte, zuckersüße Saft. Bei den Kalzium- und Magnesiumzugaben handelt es sich also keineswegs um lebenserhaltende Vitalstoffe.

Dieser Sachverhalt mag dem einen oder anderen recht kompliziert erscheinen, weshalb es umso wichtiger ist, dass Sie einen ganz einfachen Grundsatz verstehen lernen:

Jede Nahrung ist umso vitalstoffreicher und energetischer, je naturbelassener sie ist.

Das bedeutet, dass Sie mit dem Verzehr von biologisch angebautem Obst, Gemüse und Getreide Ihrem Körper alle lebenswichtigen Vitalstoffe zuführen. Zu diesen Vitalstoffen zählen nicht nur die Vitamine, Mineralien, Spurenelemente und Ballaststoffe, sondern auch all die anderen, noch gar nicht erforschten Wirkstoffe. Das Besondere an diesen Vitalstoffen ist, dass sie für uns nur dann wertvoll sind, wenn wir sie in ihrem natürlichen Verhältnis zu uns nehmen. In ihrem natürlichen Verhältnis gibt es die Vitalstoffe aber nur in lebendigen Pflanzen, jedoch niemals in industriell bearbeiteten und synthetisch angereicherten Nahrungsmitteln.

Jede Pflanze ist »einmalig«. Von einigen essen wir nur die Früchte, von anderen die Wurzel und von noch anderen die Blätter oder die Blüte. So sieht eine Möhre nicht nur anders aus als eine Banane, sondern enthält auch ganz andere Wirkstoffe, was Sie leicht mit Ihrer Nase überprüfen können. Die Duft- und Aromastoffe in den einzelnen Lebensmitteln sind zum Beispiel noch recht wenig erforscht, konkrete wissenschaftliche Aussagen über deren Wirkung auf den menschlichen Organismus stehen noch aus; vermutet wird jedoch schon jetzt, dass die unterschiedlichen Duft- und Aromastoffe in unserer Nahrung einen entscheidenden Einfluss auf unser Gemüt haben.

Die wirksamste Methode ist immer noch, etwas selbst zu erfahren. Um objektiv herauszufinden, was Vitalstoffe wirklich sind, ist es empfehlenswert, eine Woche lang nur Getreide, rohes Obst und Gemüse zu essen. Dann werden Sie am eigenen Leibe spüren können, was in der »normalen« Regalkost alles nicht mehr enthalten ist.

Probieren Sie es doch einfach einmal, und lassen Sie sich überraschen!

Nur der Geschmack kann überzeugen

Eine ausgewogene Vollwertkost, die auf den verschiedenen Getreidesorten, frischem Obst und Gemüse basiert, ist mit Sicherheit die zurzeit gesündeste Ernährungsweise. Doch was nützt die gesündeste Kost, wenn sie nicht schmeckt.

Manche, die damit beginnen, sich mit natürlicher Ernährung vertraut zu machen und sich praktisch noch im Probierstadium befinden, meinen, sie müssten sich die Körner regelrecht hineinquälen – gewissermaßen als Opfer dafür, dass sie durchaus etwas Gutes für ihren Körper tun. Das ist ungefähr so, als wenn Sie joggen, nur um ihre Pfunde loszuwerden. Auf die Idee, dass Laufen an sich etwas Schönes ist, kommen viele gar nicht. Vielmehr sehen sie es als Preis für das darauf folgende Erfolgserlebnis auf der Waage an, die dann einige Dezimalstellen weniger ausweist.

Diese Opferphilosophie ist in unserem Kulturkreis bedauerlicherweise so verbreitet und hat sich mittlerweile so verwurzelt, dass Ihnen unter Umständen sogar diese Gedanken schon merkwürdig erscheinen. Doch für mich sind Weg und Ziel nicht voneinander getrennt. Das Ziel ist, den eigenen Weg zu gehen, und der Weg ist, das Ziel zu leben – in jedem Augenblick.

Vergessen Sie daher die Vorstellung, dass eine natürliche Ernährung zwar nicht so gut schmeckt, dafür aber umso gesünder ist. Natürliche Speisen, richtig zubereitet und kreativ serviert, sind das Leckerste und Aromatischste, was Sie sich vorstellen können. Versuchen Sie nicht, sich selbst oder Ihre Freunde mit Worten zu *überzeugen*, sondern mit Speisen zu überraschen, bei denen nach dem Essen noch die letzten Krümel aus der Schale gekratzt werden.

Tipps für die Umstellungsphase

Um vollwertig zu kochen und sich natürlich zu ernähren, brauchen Sie weder ein Studium noch eine andere kostspielige Unterweisung zu absolvieren, sondern nur ein wenig Mut und Vertrauen. Wenn Sie Naturkostläden bis jetzt nur von außen kennen, benötigen Sie den Mut, die Schwelle zu überschreiten, und das Vertrauen, dass die dort erhältlichen Grundnahrungsmittel, die übrigens unsere Vorfahren schon vor Jahrtausenden gegessen haben, auch heute noch zeitgemäß und gesund sind. Natürliche, unbehandelte Lebensmittel bekommen Sie auch im Reformhaus und mittlerweile in Discountmärkten.

Um diese Zutaten schmackhaft und kreativ zuzubereiten, beherzigen Sie bitte die folgenden Punkte. Betrachten Sie diese jedoch bitte nicht wie fünf Gebote, sondern jeden einzelnen Punkt als eine Anleitung, die Ihnen zur richtigen Zeit den entsprechenden Tipp gibt.

1. Eine schmackhafte natürliche Ernährung beginnt bei der Auswahl der Zutaten
Versuchen Sie, möglichst viel Obst, Gemüse und Getreide aus kontrolliertem biologischen Anbau zu bekommen. Verwenden Sie nur kaltgepresste, unraffinierte Pflanzenöle (Sonnenblumenöl, Distelöl, Olivenöl).

2. Die Zusammenstellung des Speiseplans

Geben Sie bei der Zusammenstellung des Speiseplans den gesündesten Zutaten und der schonendsten Zubereitungsart den Vorrang. Essen Sie so oft wie möglich Rohkostsalate aus Blatt- und Wurzelgemüse, heimisches Obst der Jahreszeit entsprechend, Leinsamen und Kerne, Nüsse, Mandeln und frisch geflocktes Getreide im morgendlichen Müsli. Für warme Speisen verwenden Sie die verschiedenen Getreidesorten ganz, grob geschrotet oder mehlfein gemahlen für Teigwaren.

3. Meiden Sie nach Möglichkeit denaturierte Nahrungsmittel

Hierzu zählen alle konservierten, isolierten, raffinierten und präparierten Produkte, im Besonderen jedoch alle Zuckerarten, die Auszugsmehl-(Weißmehl-)Erzeugnisse, alle raffinierten Öle und Fette sowie die breite Palette der Tüten- und Dosennahrung.

4. Bereiten Sie Ihre Speise liebevoll und bewusst zu

Unterschätzen Sie nicht die Art und Weise, in der Sie Ihre Speise zubereiten. Ein hektisch oder zerstreut gekochtes Essen werden Sie kaum in Ruhe genießen können. Nehmen Sie sich deshalb Zeit für die Zubereitung, und sehen Sie es als einen kreativen Akt an, der dem des Malens oder künstlerischen Gestaltens ähnelt.

Hacken Sie Kräuter und Gemüse nicht wie Brennholz klein, sondern zerkleinern Sie beides in respektvoller, dankbarer Haltung. Das wird Ihnen helfen, ein tieferes Verständnis für die natürlichen Kreisläufe und Gesetzmäßigkeiten zu entwickeln.

5. Genießen Sie Ihre Speise mit Dankbarkeit

Angesichts unserer globalen Lage und der Tatsache, dass täglich Zehntausende von Menschen verhungern, sollten Sie Ihre Speise bewusst und dankbar zu sich nehmen.

Vegetarische Rezepte aus drei Ländern

Menüvorschläge

Menü 1 – Deutsche Küche:
Tomaten-Tofu-Salat (S. 133) oder
Radicchiosalat mit Cashewdressing (S. 134)
Grünkern-Käse-Bratlinge (S. 135) oder
Zucchini-Kartoffel-Gratin (S. 136)
Früchte-Cocktail mit Vanillesoße (S. 137)

Menü 2 – Französische Küche:
Französische Zwiebelsuppe (S. 138) oder
Gemischter Salat mit frischen Champignons (S. 139)
Zucchini-Knoblauch-Quiche (S. 140) oder
Quiche Lorraine (S. 141)
Crêpes mit frischem Obst und Ahornsirup (S. 143)

Menü 3 – Italienische Küche:
Caprese: Tomate mit Mozzarella (S. 144) oder
Salat Lollo Rosso (S. 145)
Vollkornpizza (S. 146) oder
Fettucine mit frischen Champignons (S. 147)
Mailänder Schokoladencreme (S. 148)

Tomaten-Tofu-Salat

Zutaten für 4 Personen
5–6 Tomaten (etwa 500 g)
4–5 Radieschen
etwa 50 g frischer Blattspinat
150 g Tofu
3 EL unraffiniertes Olivenöl
1 EL Apfelessig
2 Stängel frischer Thymian
1/2 TL Basilikum
1/4 TL schwarzer Pfeffer
Meersalz

Zubereitung
Tomaten, Radieschen und den Spinat waschen und abtropfen lassen. In einer großen Schüssel aus Öl, Apfelessig und Gewürzen die Sauce anrühren.
Das Gemüse klein schneiden, den Tofu würfeln und beides unter die Sauce mengen.
Nach Belieben mit frischer Petersilie garnieren.

Radicchiosalat in Cashewdressing

Zutaten für 2-4 Personen
1 EL unraffiniertes Sonnenblumenöl
1 TL Cashewnussmus
2 EL Joghurt
1 Prise Meersalz
1 Radicchio
2 EL Cashewkerne

Zubereitung
Das Öl mit dem Cashewnussmus und dem Joghurt verrühren. Mit Meersalz abschmecken. Den Radicchio waschen und abtropfen lassen. Dann in mundgerechte Stücke brechen und unter das Dressing ziehen. Die ganzen oder halbierten Cashewkerne dazugeben und unterrühren. Den Salat nach Belieben mit frischem Obst garnieren.

Grünkern-Käse-Bratlinge

Zutaten für 4 Personen
2 Tassen Grünkern (etwa 250 g), grob geschrotet
4 Tassen Wasser (etwa 1/2 l)
1 TL Meersalz
125 g Frischkäse (Doppelrahmstufe)
1 EL Tamari (Sojasauce)
1 Bund Schnittlauch, fein gehackt
3–4 EL fein gemahlener Dinkel, ersatzweise Weizen
Kräutermeersalz
Getrocknetes Basilikum
Zum Ausbacken: etwa 1/8 l unraffiniertes Olivenöl
Zum Belegen: etwa 75 g Hartkäse

Zubereitung
Den Grünkern grob schroten und mit Wasser und Meersalz
aufkochen. Unter Rühren etwa 5 Minuten weiterköcheln.
Dann die Herdplatte ausschalten und auf der noch warmen
Herdplatte zugedeckt etwa 10 Minuten ausquellen lassen.
(Wenn Sie ganzen Grünkern verwenden: kurz aufkochen, zugedeckt bei schwacher Hitze etwa 20 Minuten köcheln und
anschließend 5–10 Minuten nachquellen lassen.) Danach den
Grünkern in eine große Schüssel umfüllen und abkühlen lassen. Den Frischkäse mit einem Holzlöffel untermengen. Das
Tamari und den fein gemahlenen Dinkel unterrühren. Mit
Kräutermeersalz und Basilikum abschmecken. Mit leicht be-
feuchteten Händen aus der Masse etwa 15 kleine Bratlinge
formen. Das Öl in der Pfanne erhitzen und die Bratlinge darin
von beiden Seiten knusprig braun braten. Den Käse in dünne
Streifen schneiden, die fertigen Bratlinge damit belegen und
im vorgeheizten Ofen bis zum Servieren warm halten.

Zucchini-Kartoffel-Gratin

Zutaten für 4 Personen
500 g Kartoffeln
250 g Zucchini
250 g Tomaten
1 Zwiebel
Für den Guss:
250 g Crème fraîche
3 Eier
1 TL getrocknetes Basilikum
2 Knoblauchzehen
2–3 Stängel frischer Thymian
1 kleines Bund Schnittlauch
1/2 TL Cayennepfeffer
1 TL Kräutermeersalz
100 g Hartkäse zum Überbacken

Zubereitung
Die Kartoffeln garen. Zwiebeln und Zucchini in Öl kurz andünsten. Für den Guss die Eier verquirlen und mit der Crème
fraîche in einer Schüssel verrühren. Die Knoblauchzehen hineindrücken. Die feingehackten Kräuter hinzufügen. Mit
Kräutermeersalz und Pfeffer abschmecken.
Den Ofen auf 220 Grad vorheizen.
Die Kartoffeln in Scheiben schneiden und zusammen mit den
Zwiebeln und Zucchini in eine gut gefettete Auflaufform
schichten. Den Guss gleichmäßig darübergießen. Mit geras-
peltem Käse bestreuen und im Ofen etwa 25 Minuten knusprig braun backen.

Früchte-Cocktail mit Vanillesoße

Zutaten für 4 Personen
Etwa 125 g frische Erdbeeren, Himbeeren oder Brombeeren
2 Bananen
2 saftige Birnen
2–3 Kiwis
1 EL Kokosraspeln
1/4 TL Zimt
Für die Soße:
1/2 l Vollmilch
1 Päckchen Vanillesoße
2–3 gehäufte EL Honig
Zum Garnieren: 4 Orangenscheiben, 2–3 EL geblätterte Mandeln

Zubereitung
Die Beeren und Birnen waschen und abtropfen lassen. Dann die Erdbeeren halbieren und die Birnen in mundgerechte Stücke schneiden. Die Bananen und Kiwis ebenfalls klein schneiden und in einer Schale mit den Beeren und Birnen vermengen. Die Früchte auf vier Cocktailgläser verteilen. Die Vanillesoße zubereiten und über die einzelnen Portionen gießen. Mit Kokosraspeln, Zimt, Orangenscheiben und Mandeln garnieren.

Französische Zwiebelsuppe

Zutaten für 4 Personen
5 mittelgroße Zwiebeln
2–3 EL Butter oder ungehärtete Margarine
2 EL gekörnte Gemüsebrühe
1 TL Kräuter der Provence
50 g Sahne
1 Bund Petersilie
125 g französischer Bergkäse
4 dünne Scheiben Vollkornbrot oder Toast

Zubereitung
Die Zwiebeln in dünne Halbmonde schneiden. In einem genügend großen Topf die Butter oder Margarine vorsichtig erhitzen; sie sollte nicht braun werden. Die Zwiebeln dazugeben und unter ständigem Rühren 2 bis 3 Minuten dünsten. Die Gemüsebrühe mit den Kräutern der Provence darüberstreuen und mit 1 Liter Wasser ablöschen. Die Suppe zum Kochen bringen und anschließend auf der ausgeschalteten Herdplatte noch etwa 10 Minuten köcheln lassen. Den Backofen auf 220 Grad vorheizen. Die Petersilie fein hacken. Die Sahne steif schlagen. Den Käse fein raspeln. Veganer können statt der Sahne einen Schuss Soja- oder Reismilch verwenden. Das Brot im Toaster rösten. Die Suppe auf vier Schälchen verteilen. Den Käse darüberstreuen und die Suppe im Backofen etwa 10 Minuten überbacken. Zum Schluss auf jede Portion 1 EL Sahne geben und die Suppe mit Petersilie garnieren.

Gemischter Salat mit frischen Champignons

Zutaten für 2–4 Personen
Für die Soße:
1 EL Tahin (Sesammus)
2 EL unraffiniertes Sonnenblumenöl
3 EL Sauerrahm oder vegane Mayonnaise
2 EL frisch gepresster Zitronensaft
3–4 Blätter frische Minze,
ersatzweise 1 kleines Bund Petersilie
Meersalz
Für den Salat:
1 kleinen Eisbergsalat
1 kleine Zwiebel
4–5 Tomaten (350 g)
1 grüne Paprikaschote
150–200 g frische Champignons

Zubereitung
Das Tahin mit dem Öl, Sauerrahm und Zitronensaft zu einer glatten Soße verrühren. Die frische Minze bzw. Petersilie waschen, sehr fein hacken und unter die Sauce mengen. Mit Meersalz abschmecken. Die Champignons putzen: Zuerst mit dem Messer schlechte Stellen entfernen, dann in ein Sieb geben und mit Wasser befeuchten. Etwas Vollkornmehl darüberstreuen und die Pilze mit beiden Händen aneinander reiben. Mit Wasser abspülen und einem Tuch trocken tupfen. Die Zwiebel fein hacken und in etwas Öl in der Pfanne kurz andünsten. Tomaten, Paprika und Pilze klein schneiden und mit der Zwiebel in der Soße gut vermengen. Den Salat waschen und in feine Streifen schneiden. Alles zusammengeben und gut vermengen.

Zucchini-Knoblauch-Quiche

Zutaten für 4–6 Personen
Für den Teig:
200 g Weizenvollkornmehl
80 g Butter
200 g Sahnequark
Meersalz
Für den Belag:
1 kleine Zucchini
2 mittelgroße Tomaten
4 Knoblauchzehen
1 TL Kräuter der Provence
1 TL Kräutermeersalz
1/2 TL schwarzer Pfeffer
Etwa 100 g Schafskäse, ersatzweise Gouda

Zubereitung
Das möglichst frisch gemahlene Weizenvollkornmehl mit der Butter, dem Sahnequark und dem Meersalz zu einem glatten Teig kneten. Den Teig mindestens 20 Minuten kalt stellen.
Die Zucchini und die Tomaten waschen und in Scheiben schneiden. Die Knoblauchzehen ebenfalls in feine Scheiben schneiden. Den Ofen auf 200 Grad vorheizen. Eine Springform einfetten und den Teig hineindrücken. Im Ofen etwa 10 Minuten vorbacken. Dann das Gemüse auf dem Teig verteilen, mit Meersalz, Kräutern und Pfeffer bestreuen. Den Schafskäse mit der Hand darüberbröseln. Mit Olivenöl beträufeln und im vorgeheizten Ofen 20 Minuten backen.

Quiche Lorraine

Zutaten für 4–6 Personen
Für den Teig:
250 g Weizenvollkornmehl
250 g Quark
100 g unraffiniertes Olivenöl
1/2 TL Meersalz
Für den Belag:
100 g Seitan (siehe Warenkunde)
3 mittelgroße Zwiebeln
3 EL unraffiniertes Olivenöl
3 TL getrocknete Kräuter der Provence
3 Eier
250 g Crème fraîche
1/4 TL schwarzer Pfeffer, frisch gemahlen
Etwa 200 g Hartkäse, vorzugsweise französischer Bergkäse
Für die Form: Butter

Zubereitung
Aus dem möglichst frisch gemahlenen Weizenvollkornmehl,
Sahnequark, Olivenöl und Meersalz einen glatten, geschmei-
digen Teig kneten, mindestens 20 Minuten kühl stellen. Den
Seitan und die Zwiebeln in kleine Stücke schneiden.
In einer Pfanne das Olivenöl erhitzen und darin den Seitan
und die Zwiebeln unter ständigem Rühren andünsten. Mit
1 TL Kräuter der Provence würzen, kräftig verrühren und
von der Kochstelle nehmen. Den Ofen auf 200 Grad vorheizen. Den Teig in eine gefettete Springform drücken und einen
etwa 3 cm hohen Rand stehen lassen. Den Teig im Ofen etwa
10 Minuten vorbacken. Die Eier mit der Crème fraîche, den
restlichen Kräutern und dem Pfeffer zu einer Soße verquirlen.
Dann den Seitan und die Zwiebeln auf dem Teig verteilen, die
Soße darübergießen, mit einem Löffel so verteilen, dass sie

gut durch die Zwiebeln ziehen kann. Den Käse raspeln und darüberstreuen.
Im Ofen bei 200 Grad etwa 20 Minuten knusprig braun backen.

Crêpes mit frischem Obst und Ahornsirup

Zutaten für 4 Personen
Für den Teig:
2 EL Butter
1/8 l Vollmilch
1/8 l süße Sahne
175 g Weizenvollkornmehl, möglichst frisch gemahlen
1 Prise Meersalz
Für den Belag:
Etwa 250 g frisches Obst der Jahreszeit, wahlweise Bananen,
frische Erdbeeren, Himbeeren oder Blaubeeren
4–5 EL Ahornsirup
Nach Belieben: Mandelsplitter oder Kokosraspeln

Zubereitung
Die Butter zerlassen, sie sollte jedoch nicht bräunen. Die
Milch und Sahne in eine Schüssel geben und den möglichst
frisch gemahlenen Weizen mit dem Schneebesen hineinrühren. Mit Meersalz abschmecken. Die Masse zu einem glatten
Teig schlagen, dann die Butter esslöffelweise hineingießen
und dynamisch verrühren. Möglichst eine gusseiserne Pfanne
mit Butter ausreiben und erhitzen. So viel Teig in die Pfanne
geben, dass der Boden gerade eben bedeckt ist. Nacheinander
alle Crêpes von beiden Seiten leicht braun backen. Zwischen-
durch die Pfanne wieder mit etwas Butter ausreiben. Die fertigen Crêpes im leicht vorgeheizten Ofen warm halten. Das
Obst waschen, abtropfen lassen und klein schneiden. Die
Crêpes damit füllen und mit Ahornsirup beträufeln. Nach Belieben mit Mandelsplittern oder Kokosraspeln bestreuen.

Caprese: Tomate mit Mozzarella

Zutaten für 4 Personen
5 mittelgroße Tomaten
200 g Mozzarella
3 EL unraffiniertes Olivenöl
1 EL Balsamessig
Kräutermeersalz, schwarzer Pfeffer
1 Bund frisches Basilikum

Zubereitung
Die Tomaten waschen, trocken tupfen und in dünne Scheiben
schneiden. Den Mozzarella ebenfalls in gleich große Scheiben
schneiden. Auf einem Teller oder einer flachen Salatplatte in
buntem Wechselspiel aneinander reihen. Mit Kräutermeersalz bestreuen und mit frischem schwarzem Pfeffer würzen.
Das Olivenöl und den Essig kunstvoll darübergießen. Basilikum waschen, trocken schwenken und die Blätter dekorativ
darüber verteilen.

Salat Lollo Rosso

Zutaten für 4 Personen
1 Kopf Lollo Rosso
100 g saure Sahne
2 EL unraffiniertes Olivenöl
1 EL Balsamessig
1 Prise Meersalz
1 Prise schwarzer Pfeffer, frisch gemahlen
Zum Garnieren:
2 kleine Tomaten
Etwa 50 g schwarze Oliven

Zubereitung

Den Salat zerpflücken, unter fließendem Wasser gründlich abspülen und in einem Sieb abtropfen lassen. In einer kleinen Schale die saure Sahne mit dem Olivenöl und dem Balsamessig zu einem glatten Dressing verquirlen und mit Meersalz und Pfeffer abschmecken. Den Lollo Rosso auf einer Salatplatte anrichten (die Blätter sind entweder ganz oder in mundgerechte Stücke zerteilt). Die Tomaten waschen, vierteln oder in Scheiben schneiden und damit den Salat garnieren. Die Oliven ebenfalls schön verteilen und zum Schluss das Dressing über den Salat gießen.

Vollkorn-Pizza

Zutaten für 1 Blech (4–6 Personen)
Für den Teig:
500 g Weizenvollkornmehl
1/4 l Wasser (handwarm)
1/2 Tasse unraffiniertes Olivenöl
1 Päckchen Trockenhefe
Meersalz
Für den Belag:
3–4 feste Tomaten
1 grüne Paprikaschote
Etwa 125 g frische Champignons
Nach Belieben Oliven oder Kapern
Kräutermeersalz
Je 1 TL Oregano und Thymian
1 Glas Tomatenmark
Etwa 150 g Käse (Gouda)

Zubereitung
Das möglichst frisch gemahlene Weizenvollkornmehl in einer
Schüssel mit dem handwarmen Wasser und der Hefe verrühren. Dann das Öl und Meersalz dazugeben und zu einem ge-
schmeidigen Teig kneten. Den Teig zugedeckt an einem warmen Ort etwa 20 Minuten ruhen lassen. Inzwischen das
Gemüse waschen und klein schneiden. Den Ofen auf 250
Grad vorheizen und ein Blech mit Mehl bestäuben. Den Teig
auf der bemehlten Arbeitsfläche nochmals kräftig durchkne-
ten, dann auf das Blech drücken, einen etwa 1 cm hohen Rand
stehen lassen und im Ofen etwa 10 Minuten vorbacken.
Das Tomatenmark auf den Teig streichen und das Gemüse
darauf verteilen. Alles mit den Gewürzen und Kräutermeersalz bestreuen. Den Käse darüberraspeln und im Ofen bei
250 Grad etwa 20 Minuten backen.

Fettuccine mit frischen Champignons

Zutaten für 4–6 Personen
500 g Vollkornnudeln
500 g frische Champignons
1 mittelgroße Zwiebel
3 EL unraffiniertes Olivenöl
1/2 TL schwarzer Pfeffer
1 Knoblauchzehe
200 g Sauerrahm
1 Bund frisches Basilikum
200 g Parmesan, frisch gerieben

Zubereitung
In einem großen Topf etwa 3 l Wasser mit 1 gehäuften TL Meersalz zum Kochen bringen. Die Nudeln in dem sprudelnd kochenden Salzwasser 8–10 Minuten ohne Deckel »al dente« garen. In der Zwischenzeit die Champignons putzen und in Scheiben schneiden. Die Zwiebel fein hacken. In einer Pfanne das Olivenöl erhitzen und darin die Pilze und die Zwiebel unter ständigem Rühren anbraten. Mit Meersalz und dem Pfeffer abschmecken. Auf der ausgeschalteten Kochstelle 2–3 Minuten weiter ziehen lassen. Die Nudeln in ein Sieb abgießen und mit kaltem Wasser kurz abschrecken. Den Backofen auf 200 Grad vorheizen. Den Sauerrahm mit dem Basilikum und einem Drittel des geriebenen Käses verquirlen. Die Nudeln und die Champignons mit der Soße vermengen. Eine Auflaufform mit der Knoblauchzehe ausreiben und die restlichen Nudeln hineinfüllen. Die Masse mit dem restlichen Parmesan bestreuen und im Backofen (Mitte) etwa 30 Minuten knusprig braun backen.

Mailänder Schokoladencreme

Zutaten für 4 Personen
2 gehäufte EL ungesüßtes Kakaopulver
1/8 l Wasser
3 gehäufte EL Buchweizen, feingemahlen
4 EL milden Honig
1 l Milch
Zum Garnieren: etwa 50 g Mandeln, grob gehackt

Zubereitung
Den Kakao mit etwas Wasser in einer Schale anrühren. Das Buchweizenmehl nach und nach unterziehen und mit dem restlichen Wasser glattrühren. Zum Schluss den Honig unterrühren. Die Milch in einem Topf zum Kochen bringen und die Kakaomasse mit einem Schneebesen hineinrühren. Ein- bis zweimal kurz aufwallen lassen, dann in Portionsschälchen verteilen. Die Mandeln in einer Pfanne kurz anrösten und sofort auf die Portionsschälchen verteilen. Die Schokoladencreme heiß servieren.

Anhang

Kleine Warenkunde

Dinkel
ist eine alte Kulturform des Weizens. Durch höheren Klebereiweißgehalt eignet sich Dinkel hervorragend für die Vollkornbäckerei sowie für die Zubereitung von Bratlingen.

Grünkern
ist unreif geernteter, gedarrter Dinkel, der übrigens mehr oder weniger zufällig entdeckt wurde, als die Bauern ihren durch Regenfälle durchweichten Dinkel frühzeitig ernten mussten und diesen in der Not über dem Holzfeuer trockneten (darrten). Durch seinen pikanten Geschmack ist Grünkern besonders bei »Einsteigern« sehr beliebt geworden.

Seitan
ist ein Weizeneiweißkonzentrat, das durch Auswaschen der Stärke aus Weizen gewonnen wird. Seitan ist zwar ein Extrakt, aber – in Maßen genossen – durchaus empfehlenswert, da es keinem chemischen Verfahren unterworfen wird und auch keine synthetischen Zusätze enthält.

Durch seine goulaschartige Beschaffenheit ist Seitan besonders für all diejenigen ein idealer Ersatz, die gern auf Fleisch verzichten, aber die fleischige Konsistenz vermissen.

Tahin

ist Sesammus, das durch Vermehlen bzw. Quetschen von leicht angerösteten Sesamsamen hergestellt wird. Tahin gibt es gesalzen und ungesalzen. Es eignet sich vorzüglich für Soßen, Dips, Dressings und als Aufstrich.

Tamari

ist ein eiweißreiches, fermentiertes Sojabohnenkonzentrat von flüssiger Konsistenz und eignet sich somit hervorragend als Würze für die unterschiedlichsten Speisen. Während die handelsübliche Sojasoße durch Hydrolyse von Salzsäure und Färbung mit Zuckercouleur hergestellt wird, benötigt die echte Sojasauce »Tamari« einen ein- bis zweijährigen Fermentationsprozess. Tamari enthält nur Sojabohnen und Meersalz.

Tofu

ist das wohl bekannteste Sojabohnenprodukt. Tofu wird aus Sojamilch unter Zugabe des natürlichen Gerinnungsmittels »Nigari« hergestellt. Er ist ein hochwertiger pflanzlicher Eiweißträger. Die im Tofu enthaltenen Proteine sind cholesterinfrei und eignen sich ausgezeichnet als Ersatzstoff für tierisches Eiweiß. Tofu ist sehr vielseitig verwendbar, zum Beispiel für süße und pikante Cremes, für Salatsoßen, Shakes und Desserts. Er lässt sich gut panieren, frittieren, rösten, in Teig tauchen und knusprig ausbacken.

Empfehlenswerte Literatur

Wolf-Michael Eimler/Nina Kleinschmidt: Tierische Geschäfte. Barbarische Methoden im Fleisch- und Eierland. Droemersche Verlagsanstalt. München 1987.

Reinhard Klopfleisch/Armin Maywald: Es ist angerichtet. Rasch und Röhring Verlag. Hamburg 1989.

Eva Kroth: Das Tierbuch. Zweitausendeins Verlag. Frankfurt 1985.

Levi: Das Wassermann-Evangelium von Jesus dem Christus. Kailash Buch/Hugendubel Verlag. München 1980.

Denis Meadows: Grenzen des Wachstums. 1. Bericht des Club of Rome zur Lage der Menschheit. Deutsche Verlagsanstalt. Stuttgart 1974.

Mihailo Mesarovic/Eduard Pestel: Menschheit am Wendepunkt. 2. Bericht des Club of Rome zur Weltlage. Deutsche Verlagsanstalt. Stuttgart 1974.

Siegfried Pater: McDonald's beißt kräftig zu. Lamuv Verlag. Göttingen 1989.

Hans Heinrich Reckeweg: Schweinefleisch und Gesundheit. Aurelia Verlag. Baden Baden 1977.

Herbert Schäfer: Gepanscht, verbraten und verkauft. Droemersche Verlagsanstalt. München 1986.

Felicitas Schätzl: Stickstoff und Liebe. Weismann Verlag/Frauenbuchverlag. München 1985.

Magnus Schwantje: Vegetarisch Leben. Die Notwendigkeit fleischloser Ernährung. Verlag Govinda Kulturtreff. Zürich 1989.

Walter Sommer: Das Urgesetz der natürlichen Ernährung. Walter Sommer Verlag. Ahrensburg 1972.

Edmund B. Székely: Das Friedensevangelium der Essener. Verlag Bruno Martin. Frankfurt 1977.

Alan W. Watts: Was hält das Zeug. Beziehungen zwischen Mensch und Materie. Zero Verlag. Rheinberg 1983.

Zur Lage der Welt 89/90. Daten für das Überleben unseres Planeten. Worldwatch Institut. S. Fischer Verlag. Frankfurt 1989.

Der Fischer Weltalmanach. Zahlen, Daten, Fakten. Fischer Taschenbuch Verlag. Frankfurt am Main 2000.

Fragen der Zeit. Hrsg. von der Redaktion vectrum aktuell. Edition Arcum. 2000.

Zur Lage der Welt 1998, Worldwatch Institut Report. Fischer Taschenbuch Verlag. Frankfurt am Main 1998.

Medizinische Monatszeitschrift für Pharmazeuten. Ausgabe 2/2001.

Studien mit Vegetariern. Vegetarier Bund Deutschland e.V., Hannover.

Beeson WL/Mills PK/Phillips RL/Andress M., et al.: Chronic disease among Seventh-Day-Adventists. A low risk group. Rationale, methodology, and description of the population. Cancer 1989; 64:570-81.

Bingham SA.: High meat diets and cancer risk. Proc Nutr Soc 1999; 58:243-8.

Weitere Informationen

zum Thema Fleisch und Vegetarismus erhalten Sie beim:

> Vegetarier Bund Deutschland e.V.
> Geschäftsstelle
> Blumenstraße 3
> D-30159 Hannover
> Tel. 05 11/3 63 20 50
> Fax 05 11/3 63 20 07
> www.vegetarierbund.de

... Sie brauchen keine Angst zu haben,
wenn Sie sich ernsthaft überlegen sollten,
kein Fleisch mehr zu essen,
denn dann befinden Sie sich in bester Gesellschaft ...
Zu den bekanntesten Vegetariern zählen
Whitney Houston
Georg Bernard Shaw
Albert Einstein
Paul McCartney
Michelle Pfeiffer
Wilhelm Busch
Madonna

Register

ESSEN SIE SICH GESUND

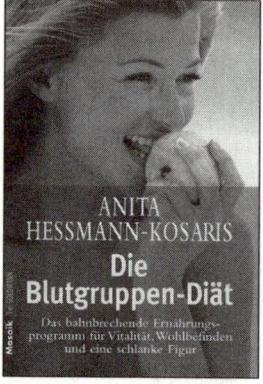

16283

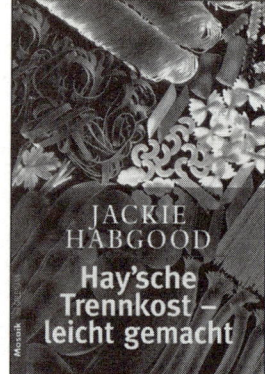

16285

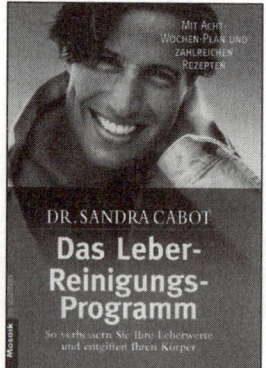

16242

16206

Mosaik bei GOLDMANN